THE **STRENGTH** AND **FLEXIBILITY** OF WOMEN

JONATHON HARRINGTON

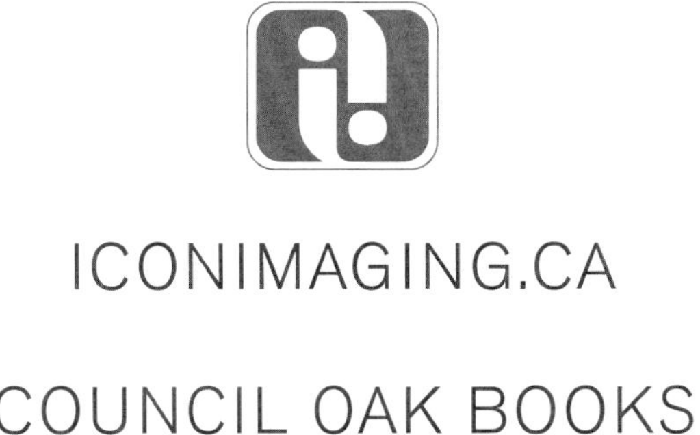

ICONIMAGING.CA

COUNCIL OAK BOOKS

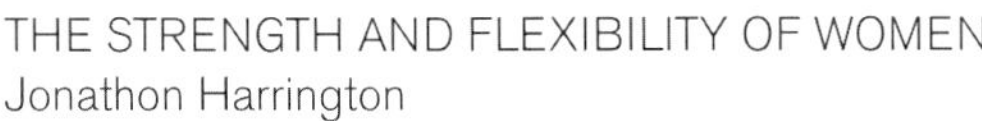

THE STRENGTH AND FLEXIBILITY OF WOMEN
Jonathon Harrington

ISBN 978-157178344

Library of Congress Cataloging-In-Publication Data is on file with the Publisher.

Council Oak Books
www.counciloakbooks.com

Printed and bound in Canada
10 9 8 7 6 5 4 3 2 1

Groups wishing to order this book at attractive quantity discounts may contact the publisher at info@counciloakbooks.com.

Book design: mclachlindesigns.com

DEDICATION AND IN MEMORY OF MY GRANDFATHER
DÉDIÉ À ET À LA MÉMOIRE DE MON GRAND-PÈRE

LAWRENCE JOHN ARMSTRONG
1922–2013

INTRODUCTION

One would think with the title of the book being "i" that this would be a book about me, and in a way it is. I've put in my blood, sweat and tears into this book for the last five years. But really, it's about the women in this book and you.

Let's go back five years.

I attended a yoga class for the first time, with my roommate, and I was a little reluctant to go, as I thought I would be sitting around a room chanting. Little did I know it was going to be such a life altering experience. Here I was sweating and struggling to get into these pretzel-like positions, but all I could see in the mirrors and all around me was these beautiful lines and shapes of everyone in the class. I was inspired.

That week I started looking for subjects to model for me. At first it was just a project to create a beautiful collection of images that might end up in a photo exhibition and that would be it. As I started shooting more and more, more and more people wanted to be shot. All the models brought their influences to the project. The project evolved from just being inspired by yoga, to dance, to all facets of the human body and what it can do.

Every session was a new and unique experience. There was lots of chatting, laughter and fun; it almost seemed like a therapy session sometimes (I don't know who was getting the therapy, me or the model).

During one shoot in particular, I had a model that revealed her mom was recently diagnosed with breast cancer. This is when the project evolved once again, this time into this book. I figured I could do a project that I would benefit from, or I could make something that everyone could benefit from.

It's interesting how yoga is about mind, body, and spirit. Through the process of creating this book; my mind has been opened, I appreciate the human body even more, and I guess you could say it's been a spiritual journey.

There's really more to this book than just beautiful women who are nude. As you flip through the pages, and see the physical strength and flexibility, also take a moment to think about how strong and flexible their minds are.

I hope you enjoy this book, as much as I did making it.

L'INTRODUCTION

On penserait avec un titre « i » que ce livre est au sujet de moi et en dans un sens c'est vrai. J'ai mis du sang, de la sueur et des larmes dans ce livre pour les derniers cinq ans. En actualité c'est au sujet des femmes dans ce livre et de toi.

Revenons cinq ans.

J'ai pris une classe de yoga pour la première fois avec mon colocataire. J'ai été un peu réticent d'y aller parce que j'ai pensé que c'est surtout de s'assoir dans une chambre en faisant des chants. Je ne penserais pas que cette expérience changerait ma vie. J'ai essayé de me mettre dans les positions de bretzel en concentrant et couvert de sueur. Je voyais dans les miroirs autour de la chambre des lignes et des formes tellement belles. Je me suis inspiré.

J'ai commencé à trouver des modèles qui voulaient poser pour moi. Au début c'était un projet de ramasser une collection d'images qui pourrait être retrouver dans une exhibition et c'est tout. Après que j'ai pris de plus en plus de photos, de plus en plus de femmes ont voulu participer. Les modèles apportaient leurs influences au projet. Le projet évoluait de l'inspiration de yoga à la danse et tous les facettes du corps humain et ce qu'il peut faire.

Chaque réunion a été une nouvelle expérience unique. Il y avait beaucoup de bavardages, de rires et de plaisir; des fois c'était comme une session de thérapie. (Je ne suis pas certain qui â reçu la thérapie, moi ou la modèle).

Dans une session en particulière, une modèle m'a confié que sa mère a été diagnostiquée avec le cancer du sein. C'est alors que le projet a évolué une fois de plus, cette fois dans ce livre. J'ai pensé que je pourrais faire un projet que je voudrais bénéficier ou je pourrais faire quelque chose que tout le monde pourrait bénéficier.

C'est intéressant comment le yoga comprend le cerveau, le corps et l'esprit. Grâce au processus de création de ce livre, mon esprit s'est ouvert, j'apprécie le corps humain, même plus, et je suppose que vous pourriez dire que ça a été un voyage spirituel.

Il y a vraiment plus à ce livre que des belles femmes qui sont nus. Comme vous feuilletez les pages, et voyez la force physique et la souplesse, aussi prendre un moment pour réfléchir à la manière forte et flexible leurs esprits sont.

J'espère que vous apprécierez ce livre autant que j'ai d'en faire.

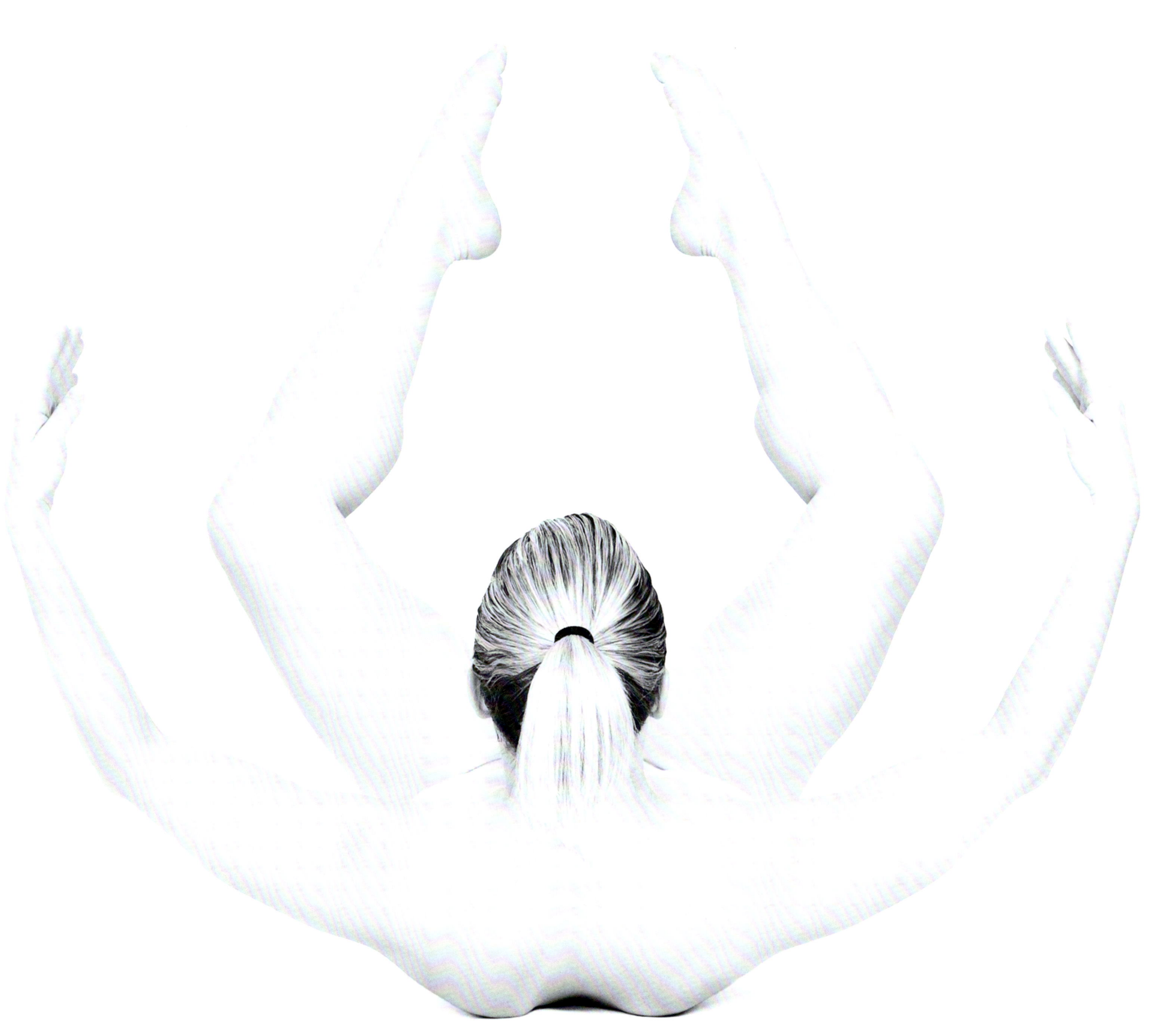

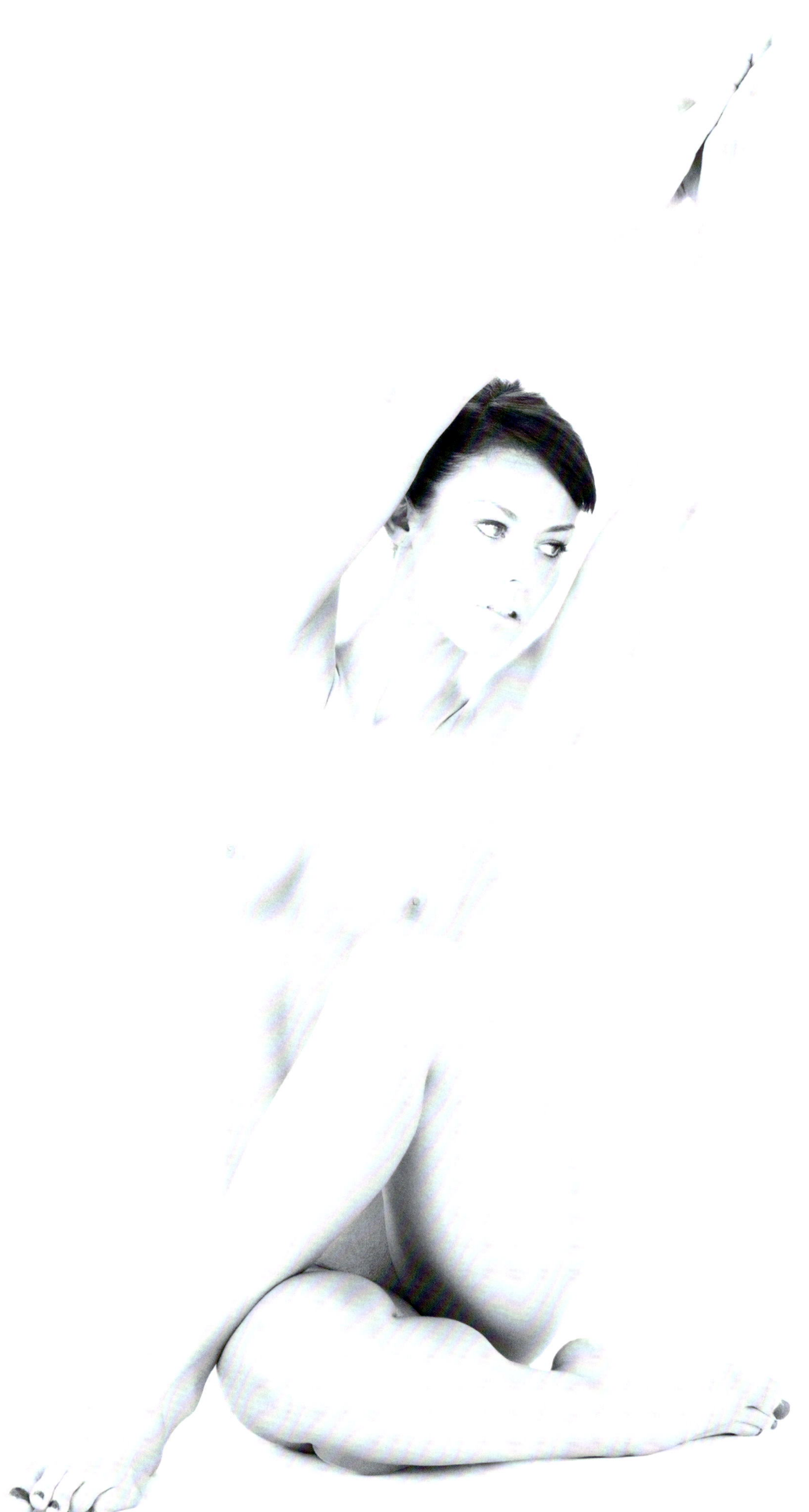

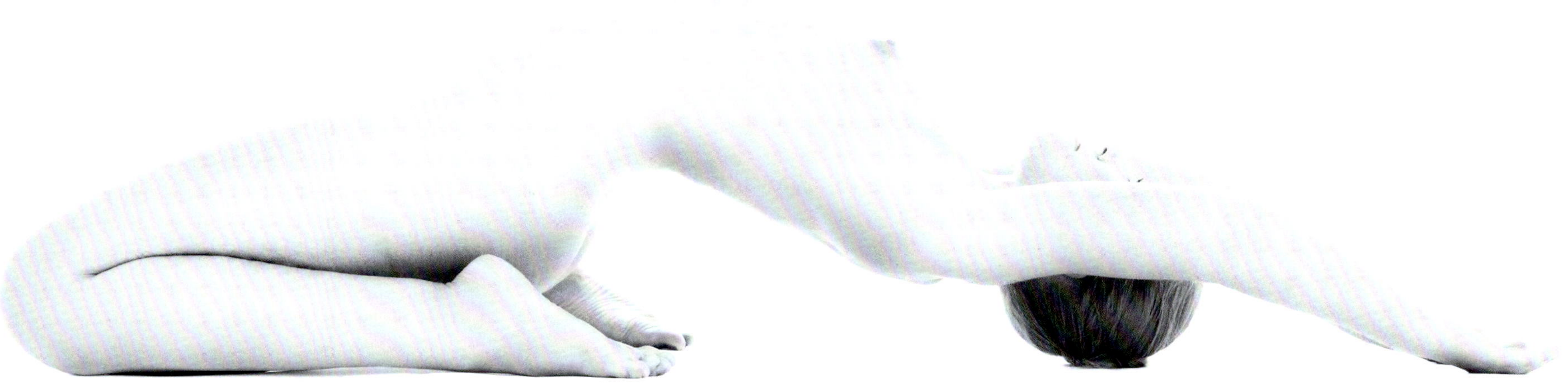

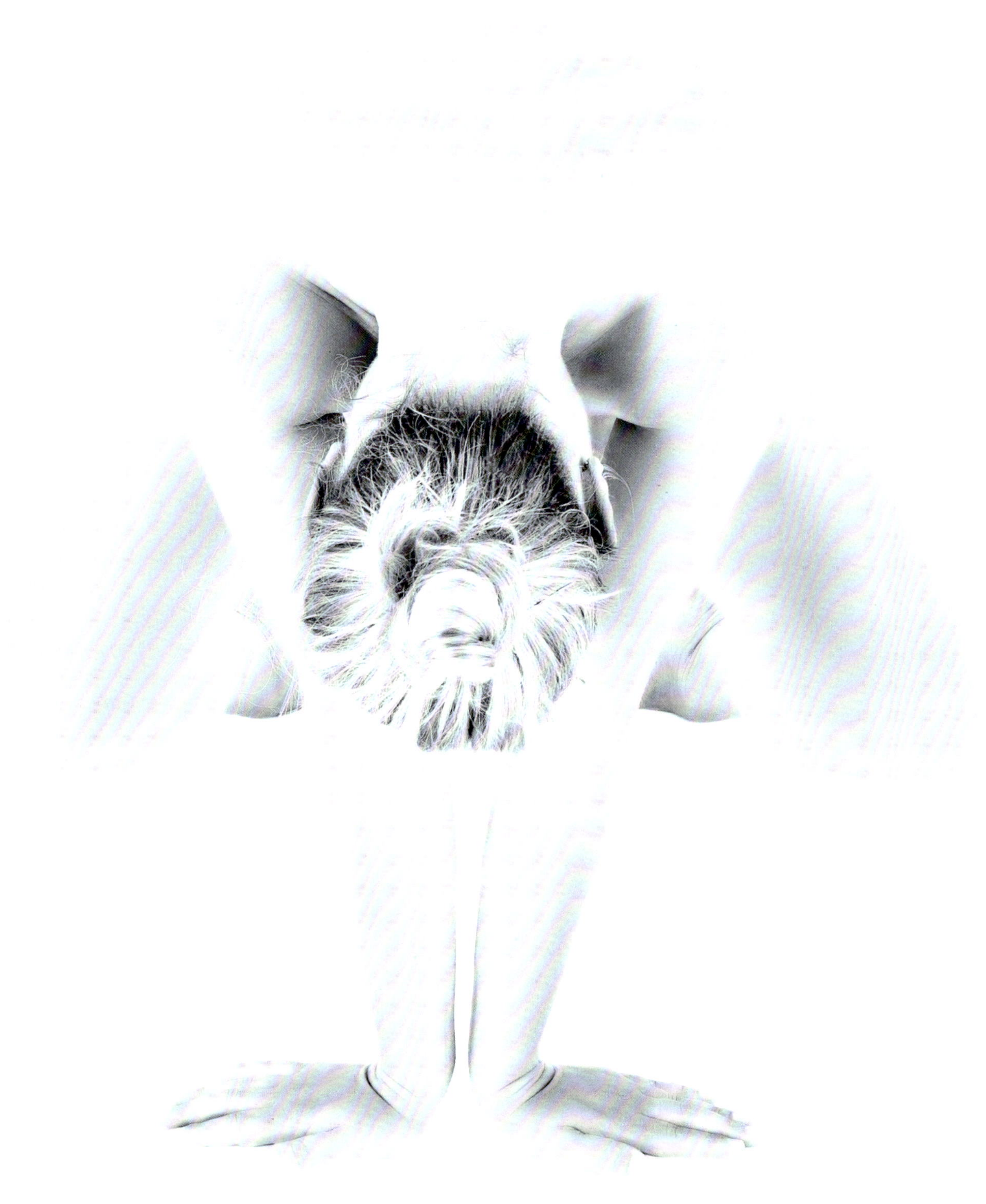

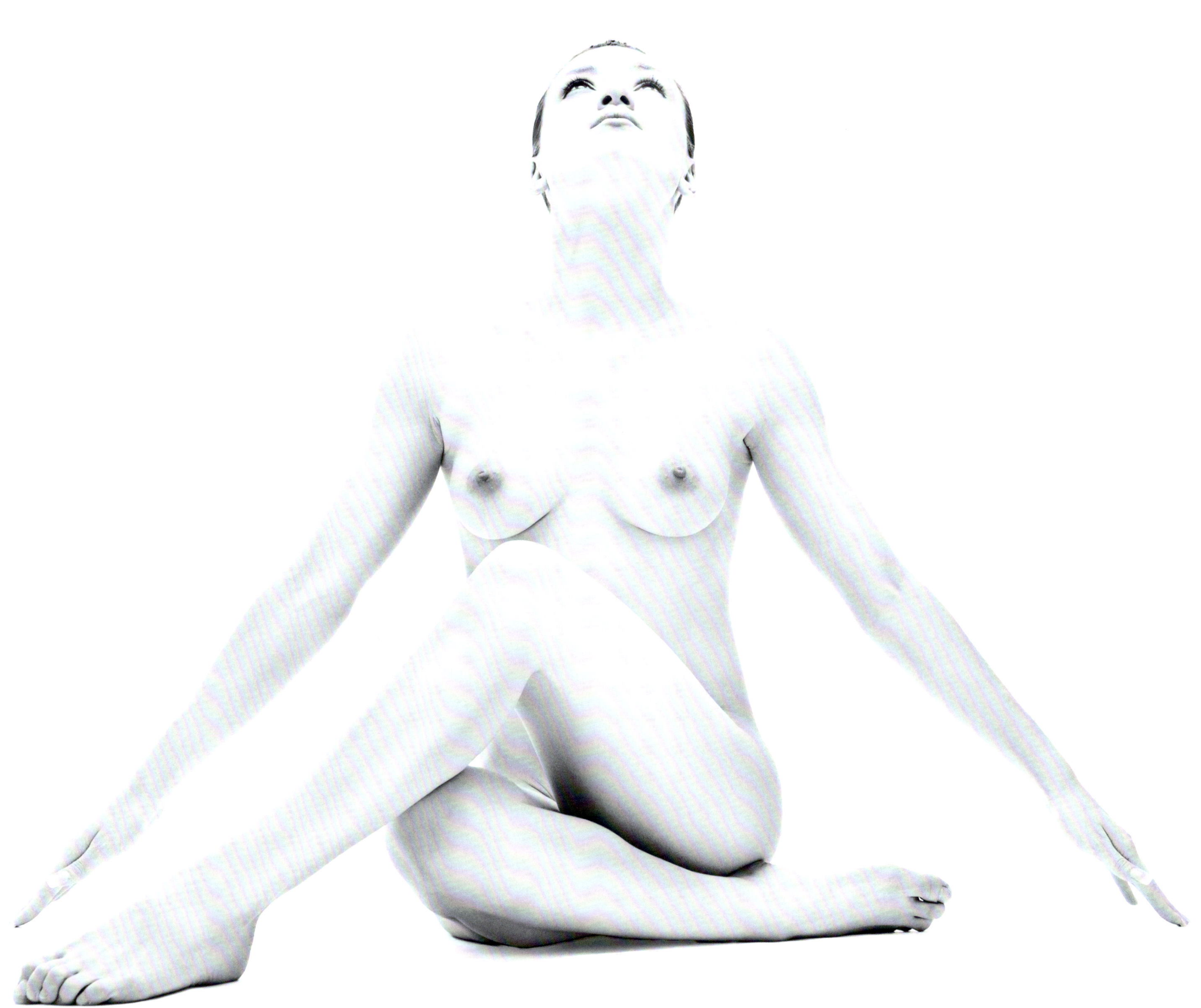

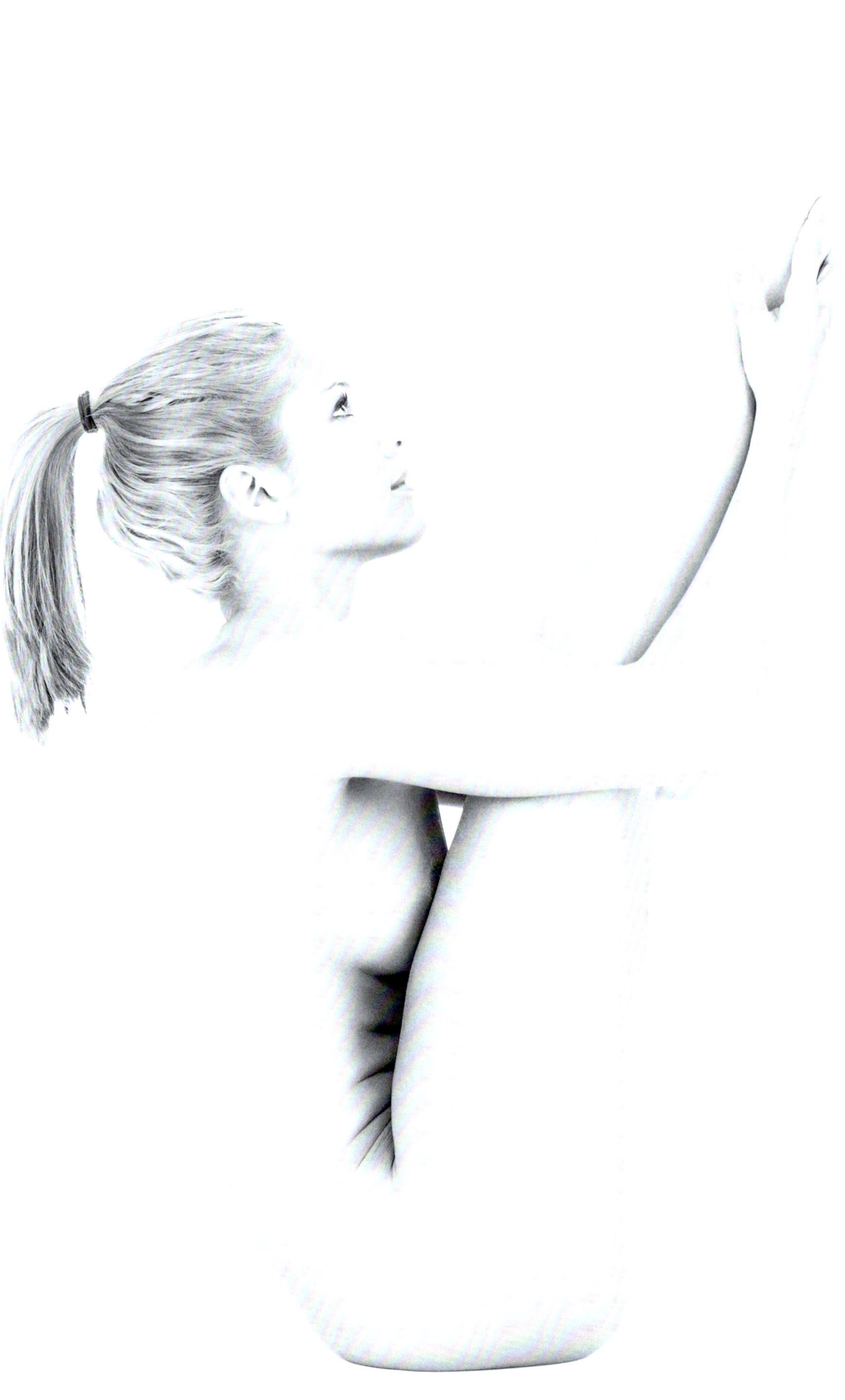

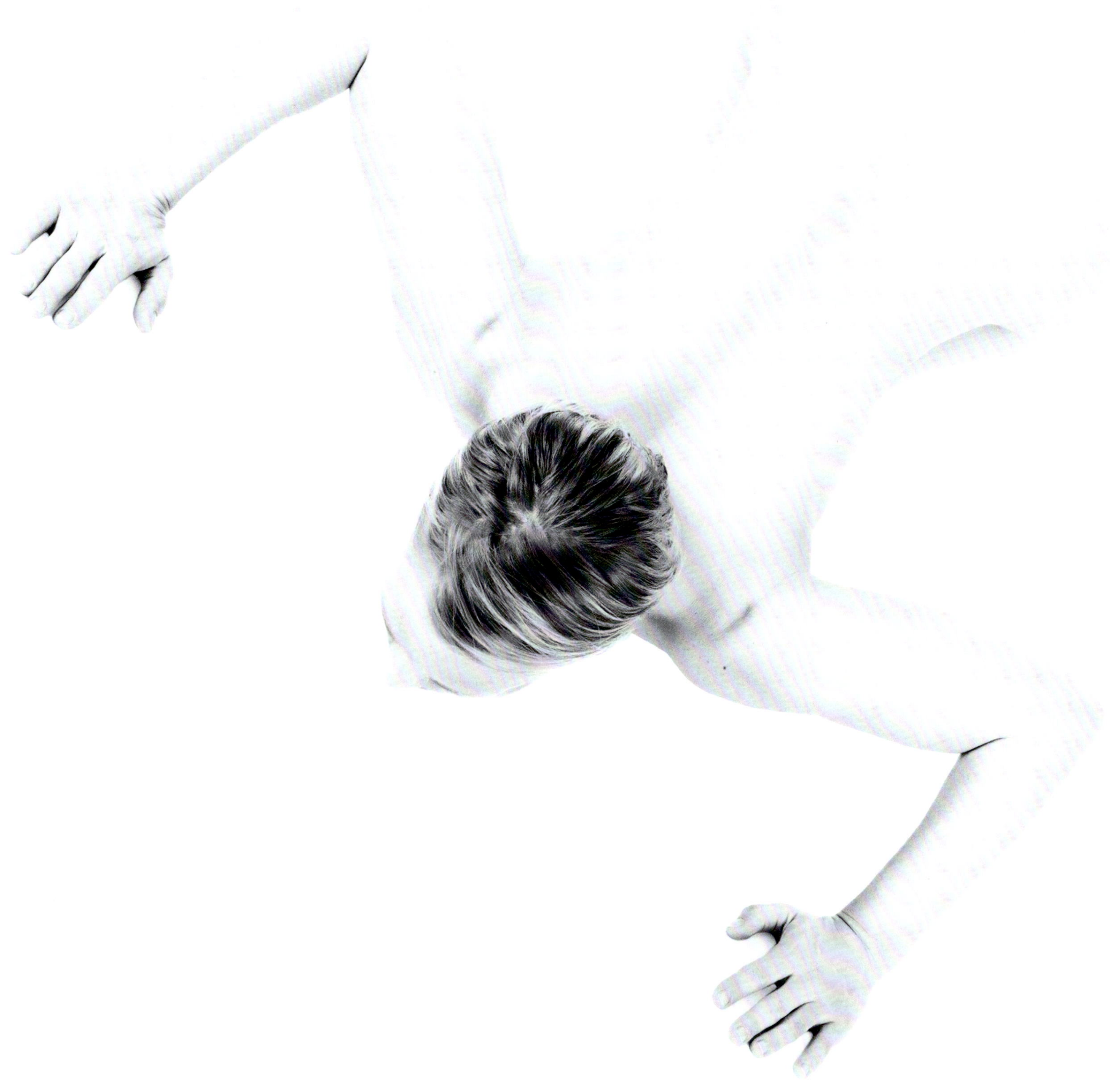

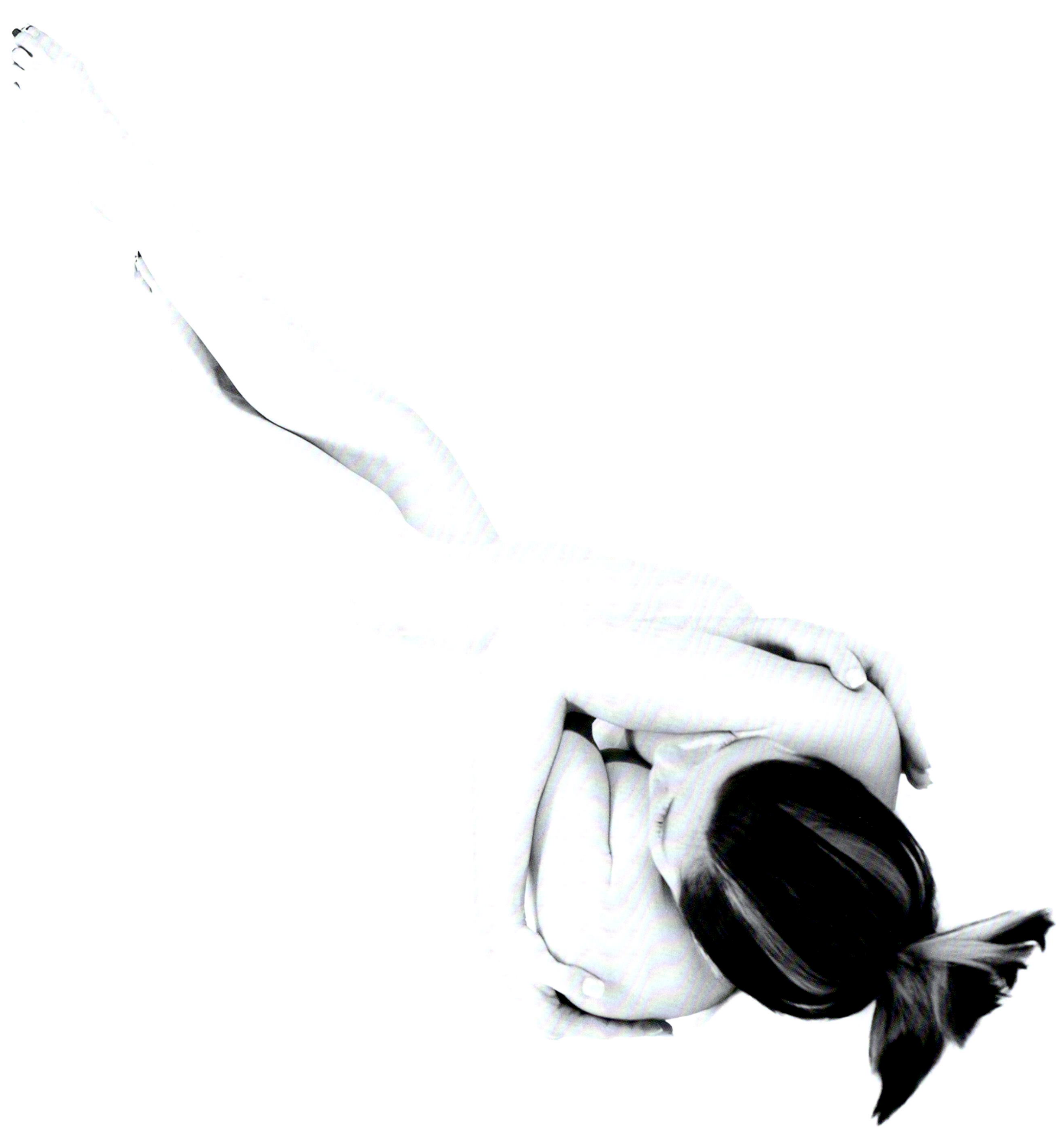

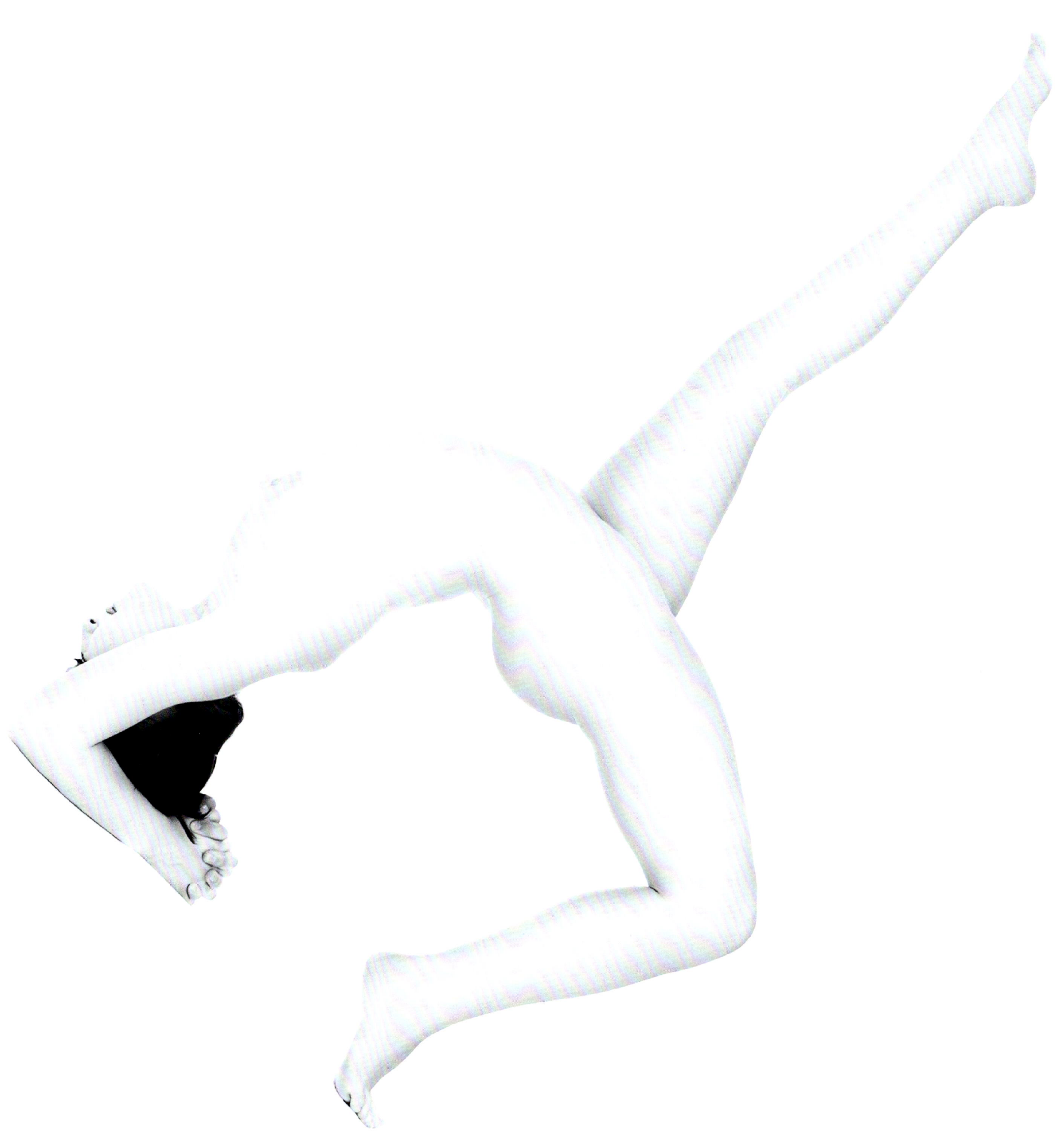

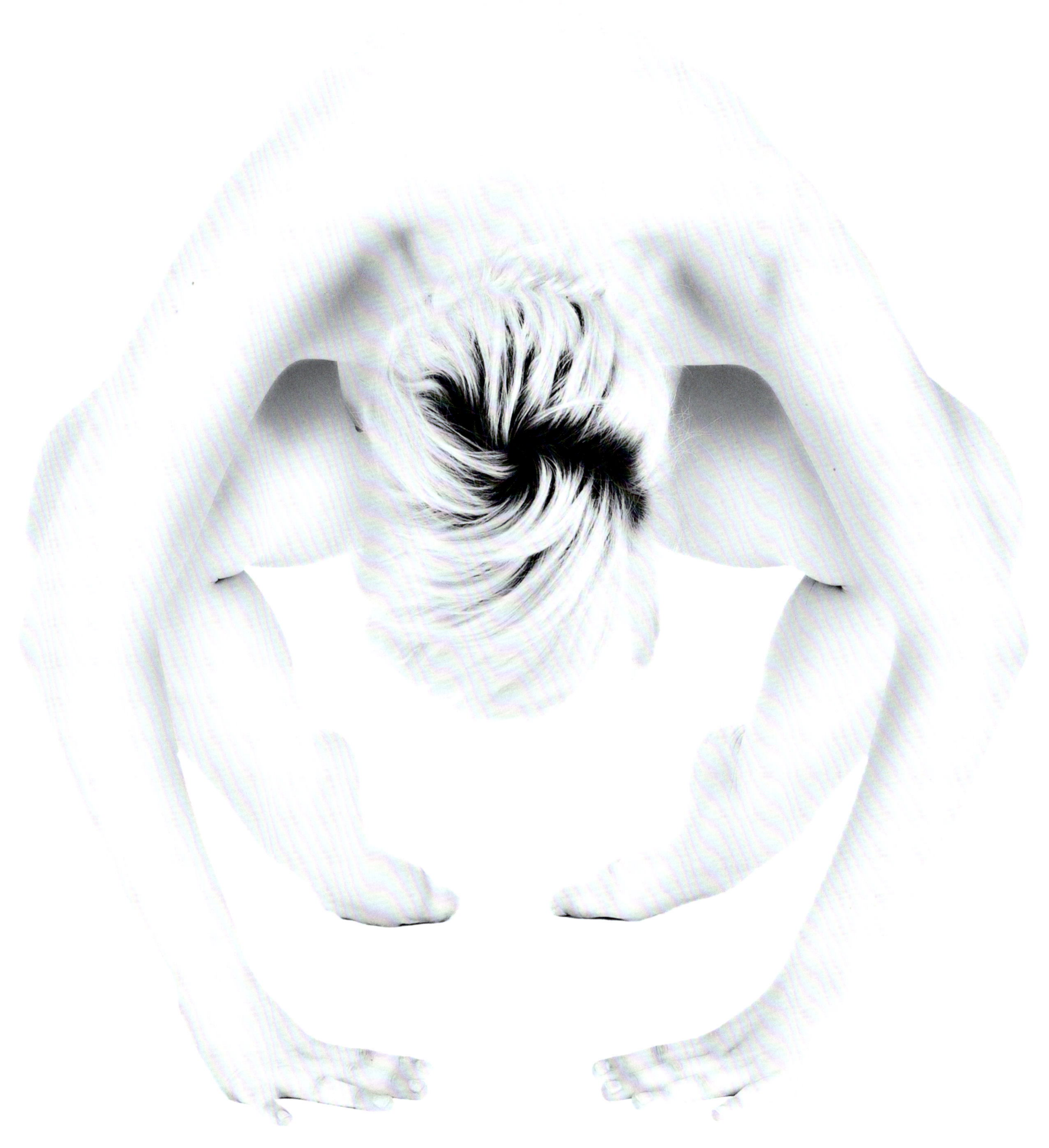

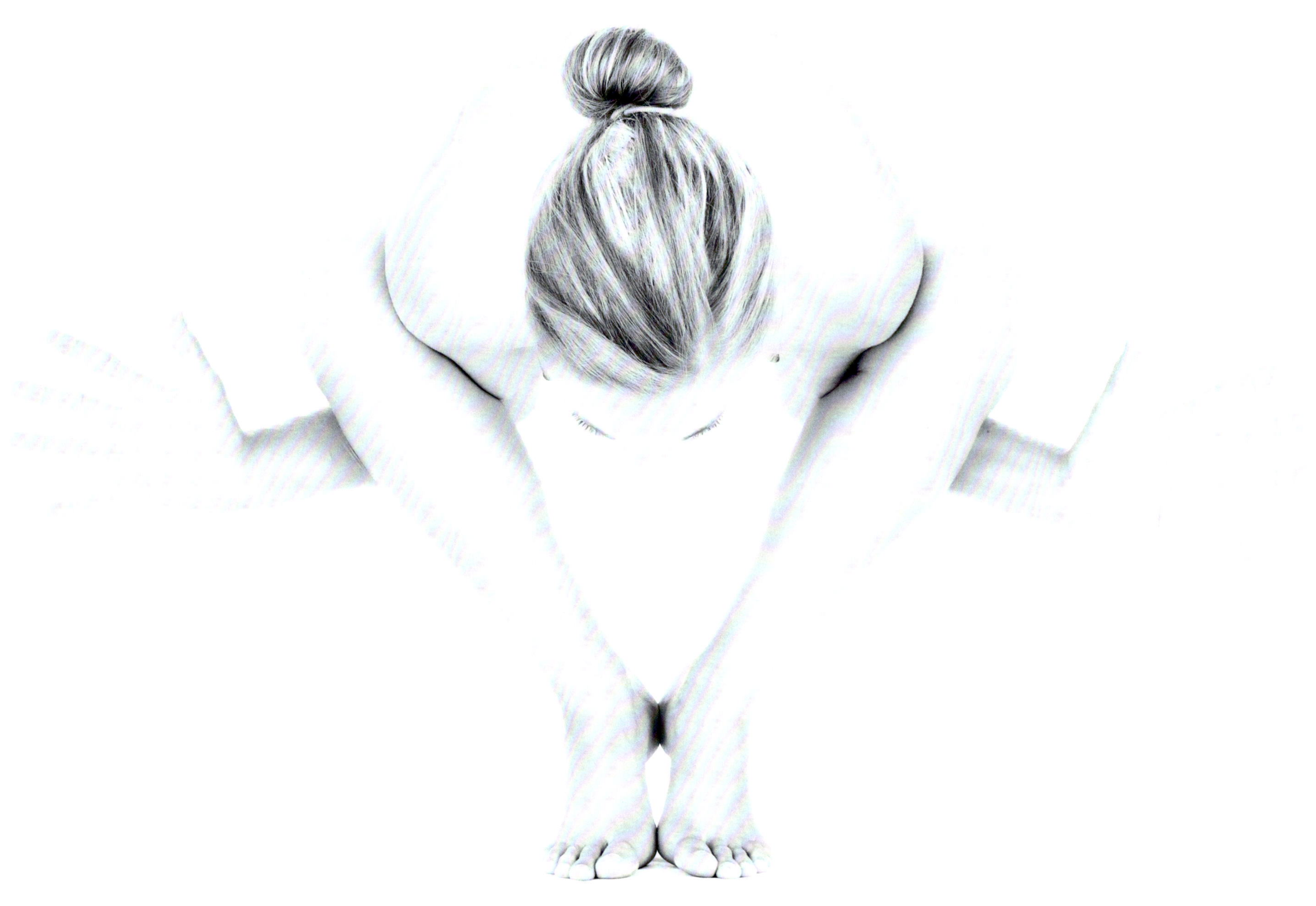

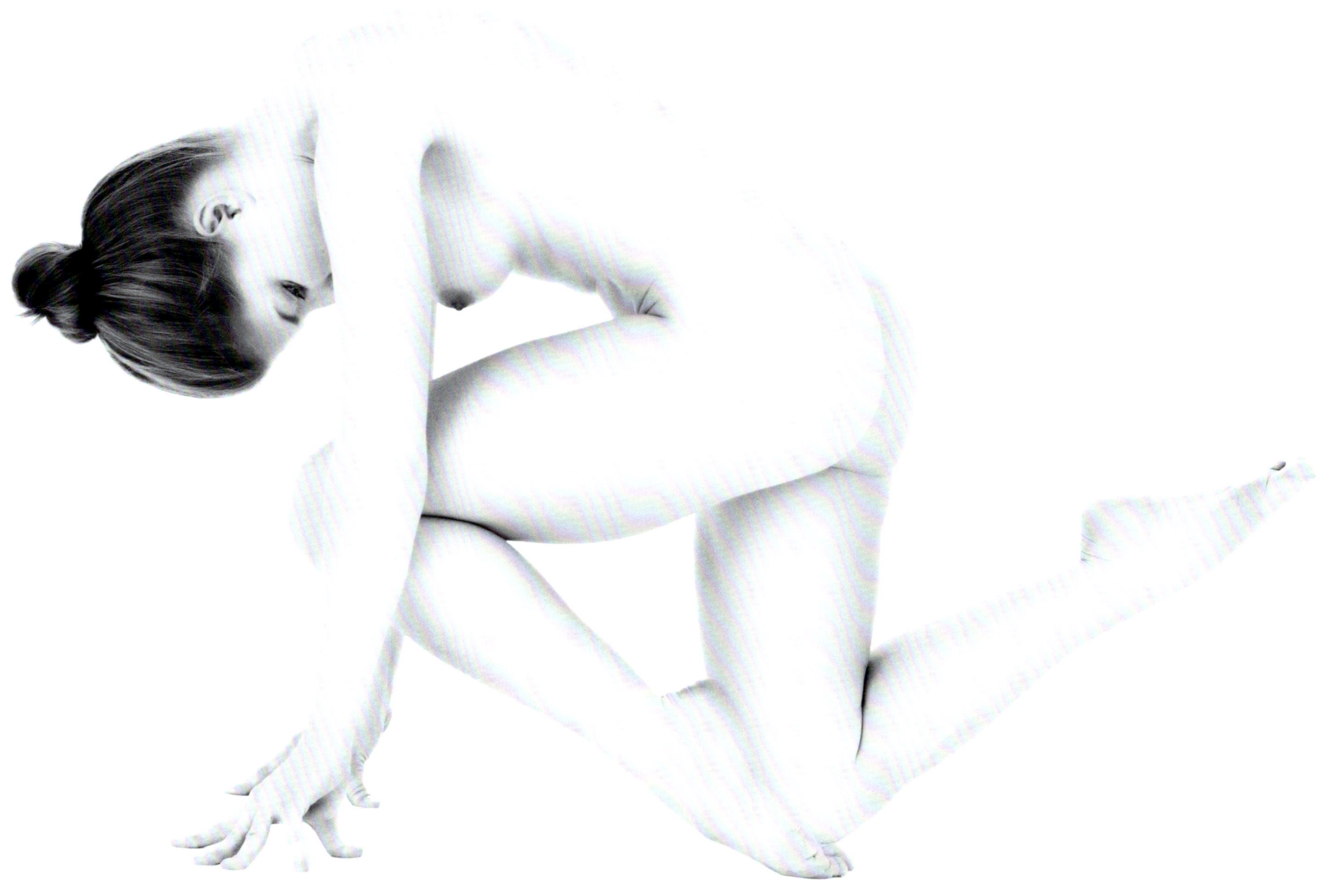

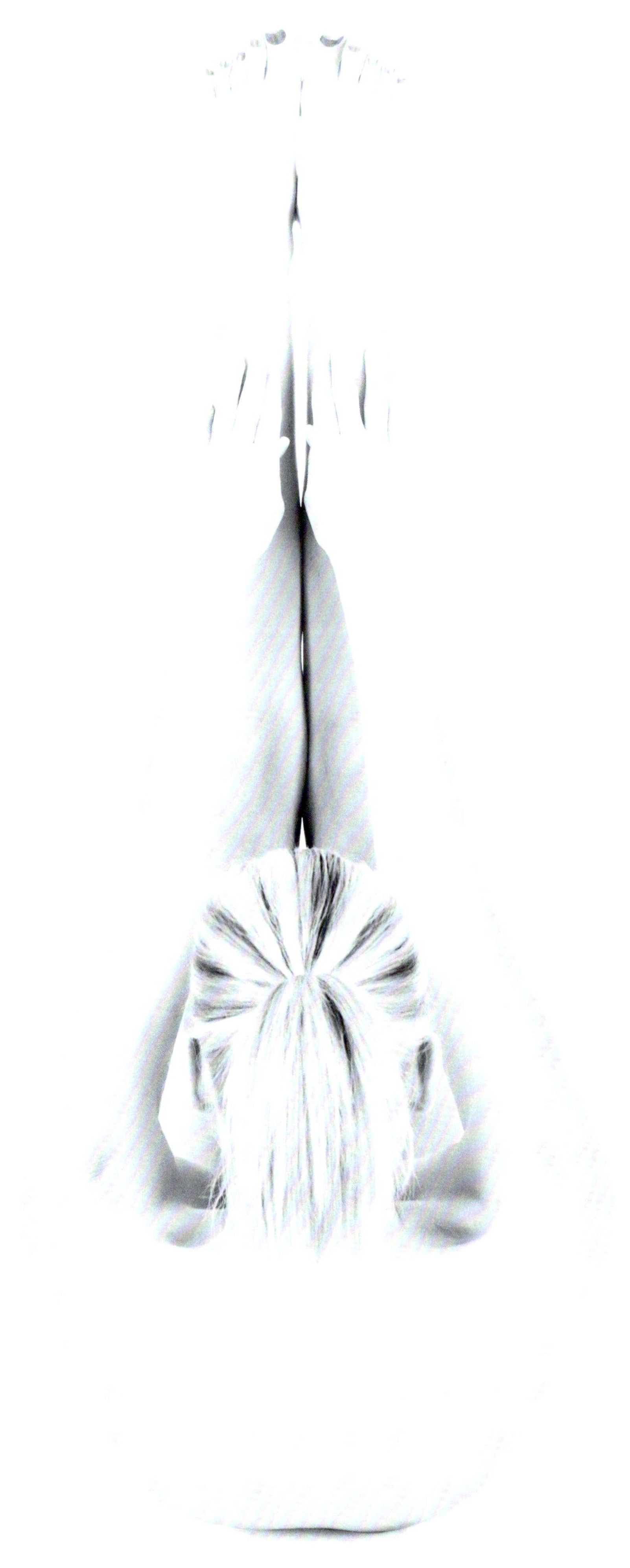

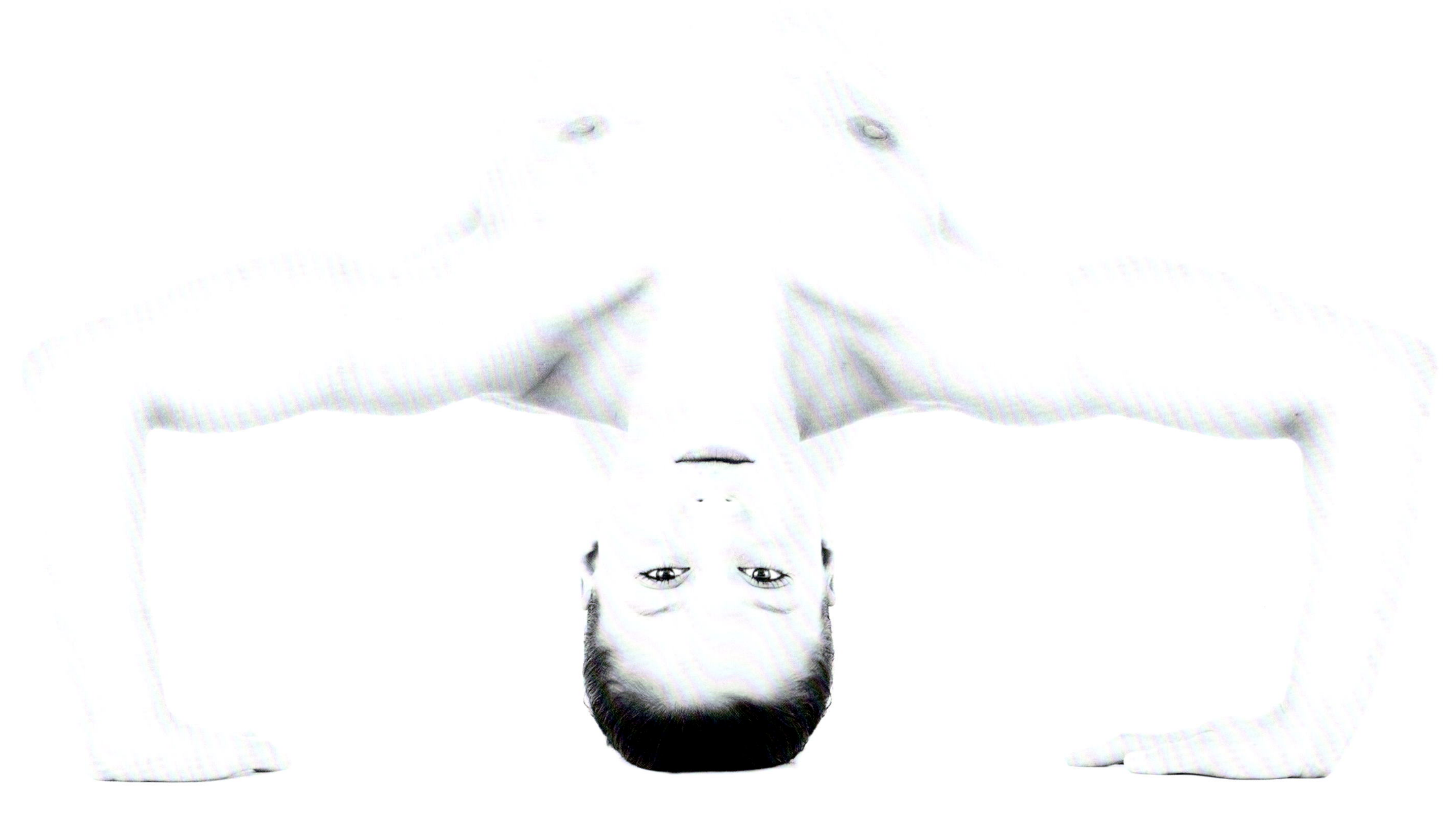

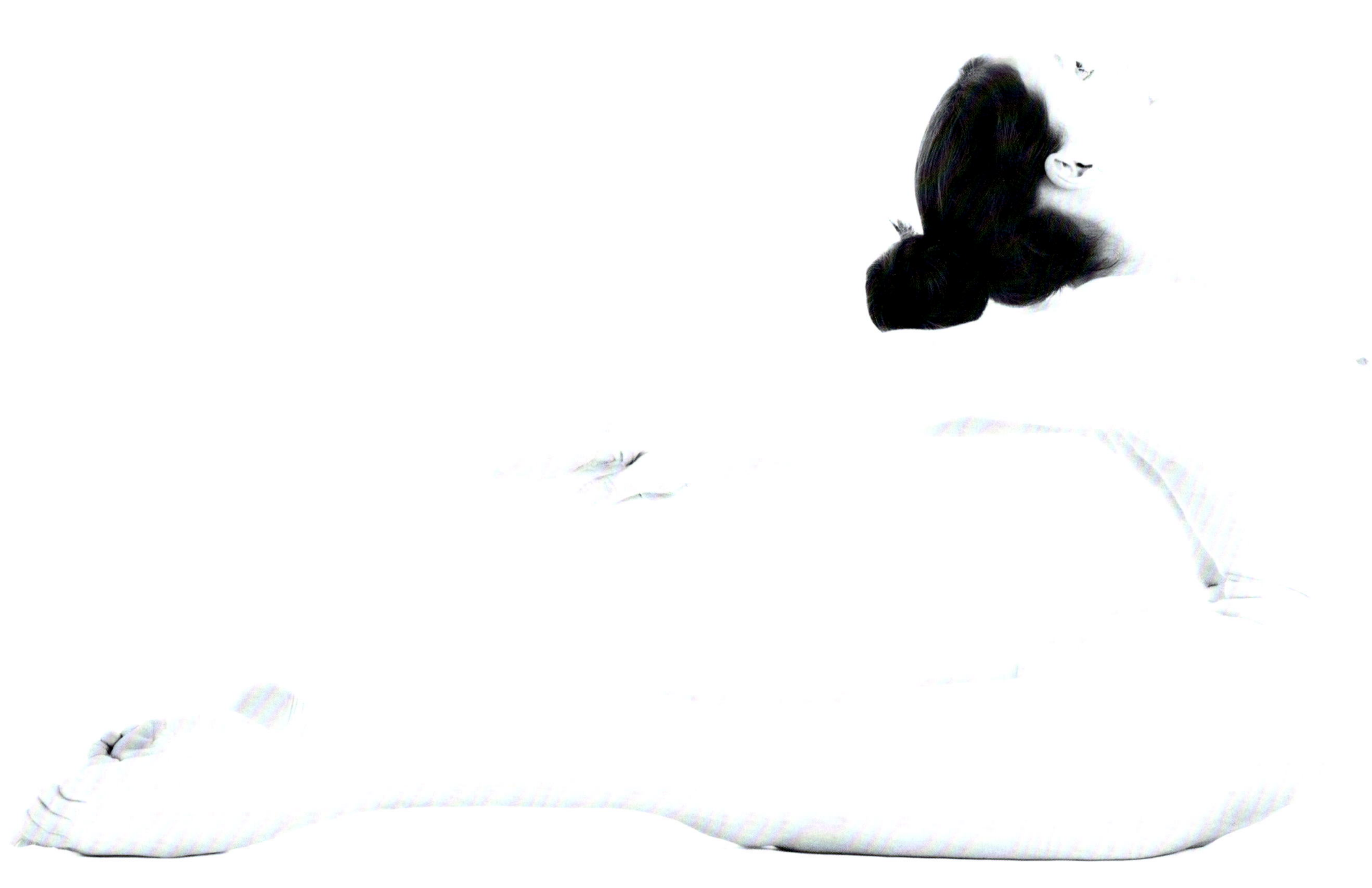

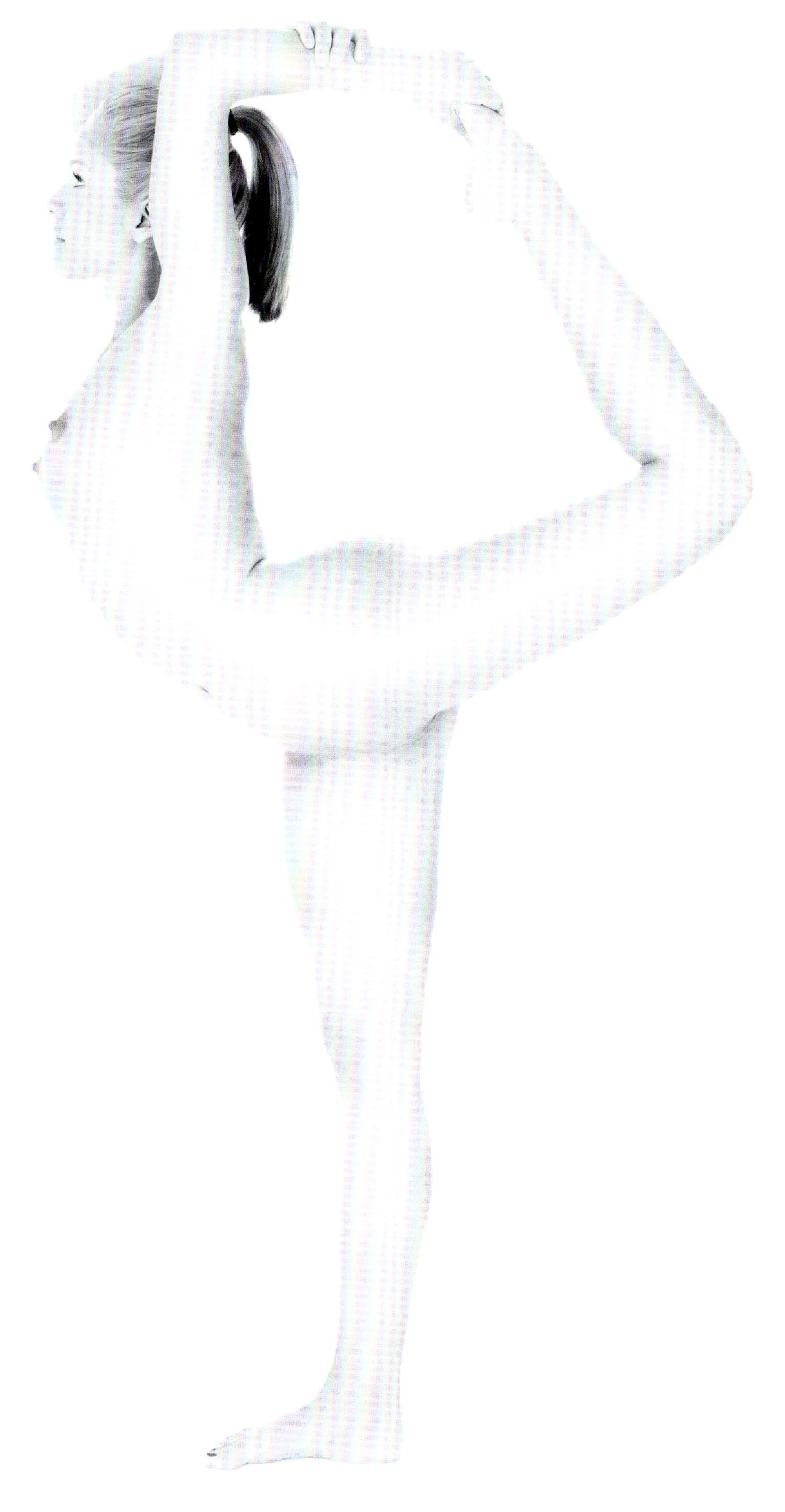

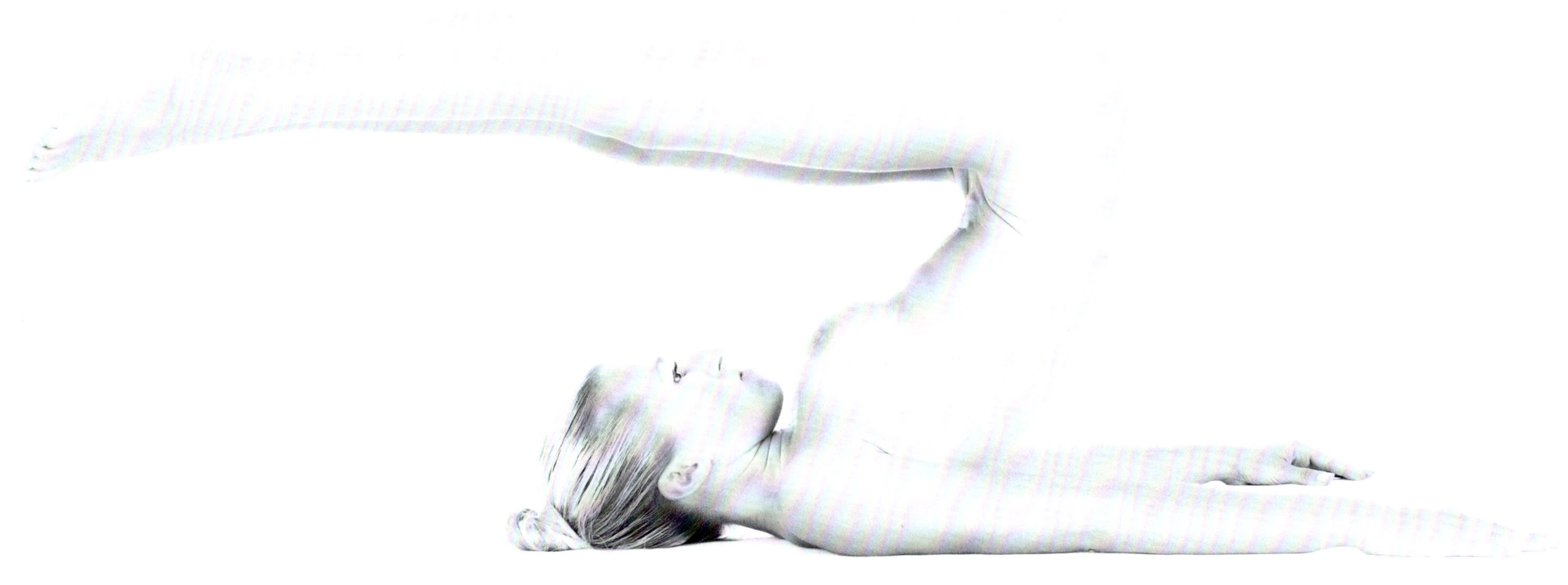

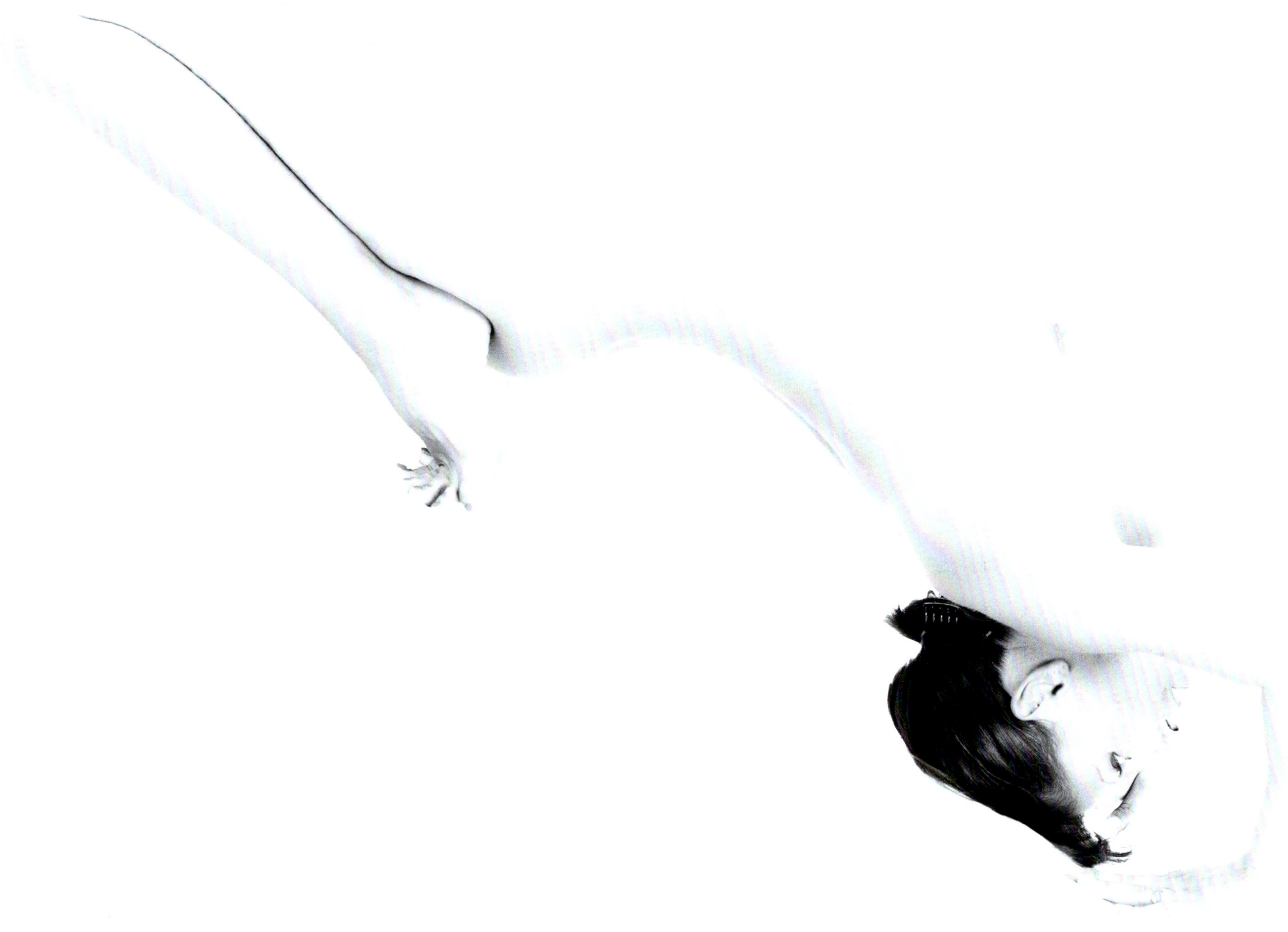

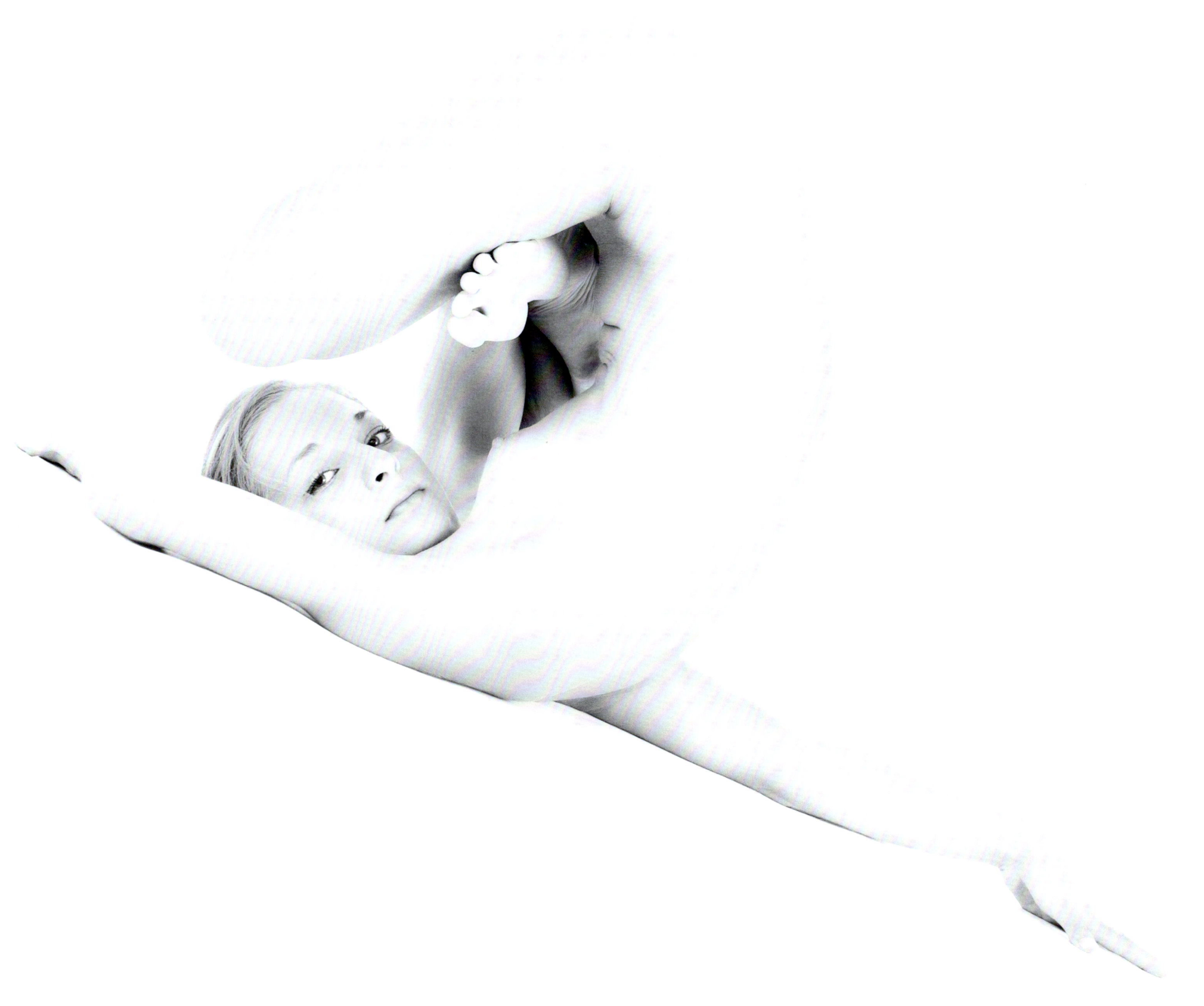

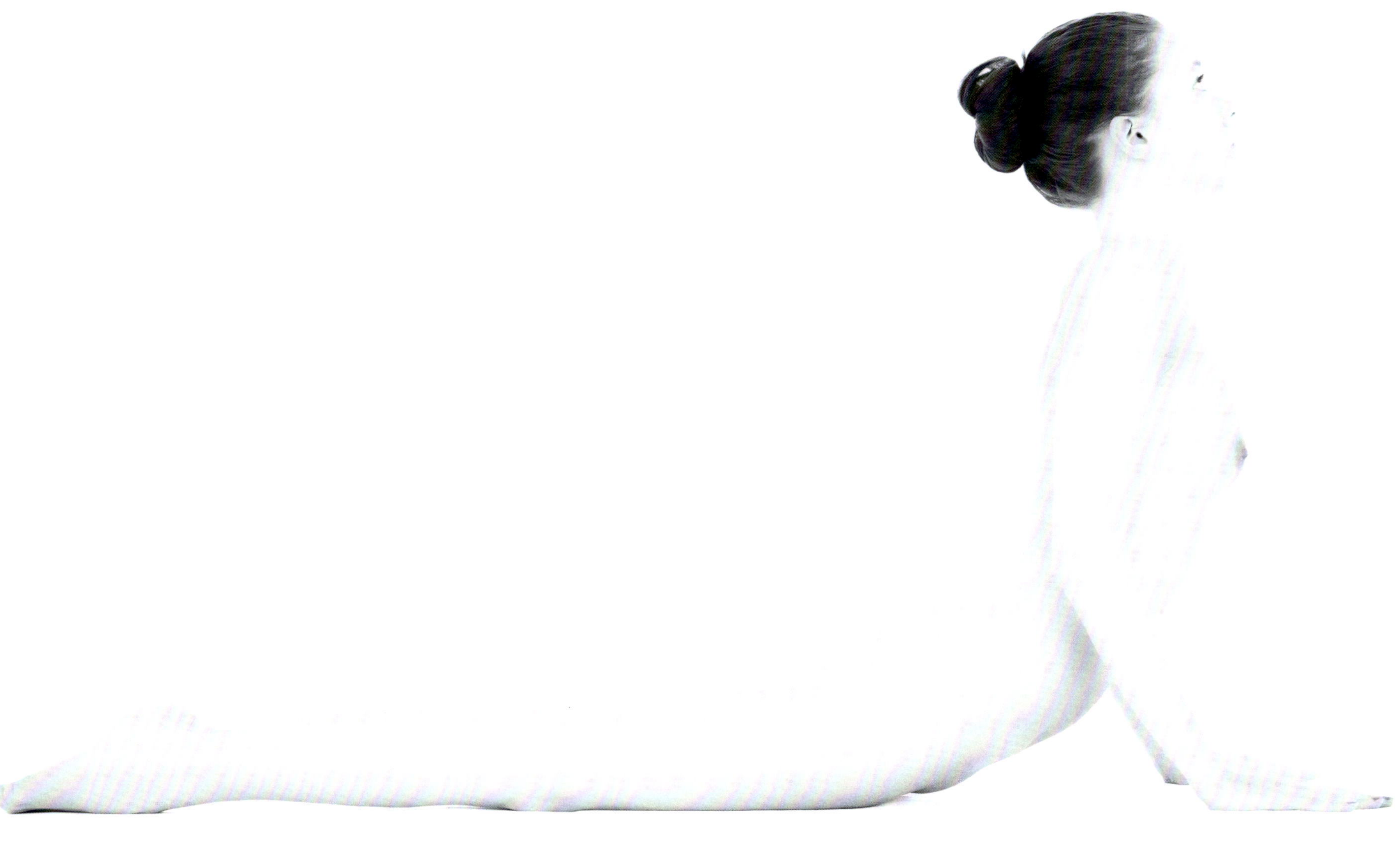

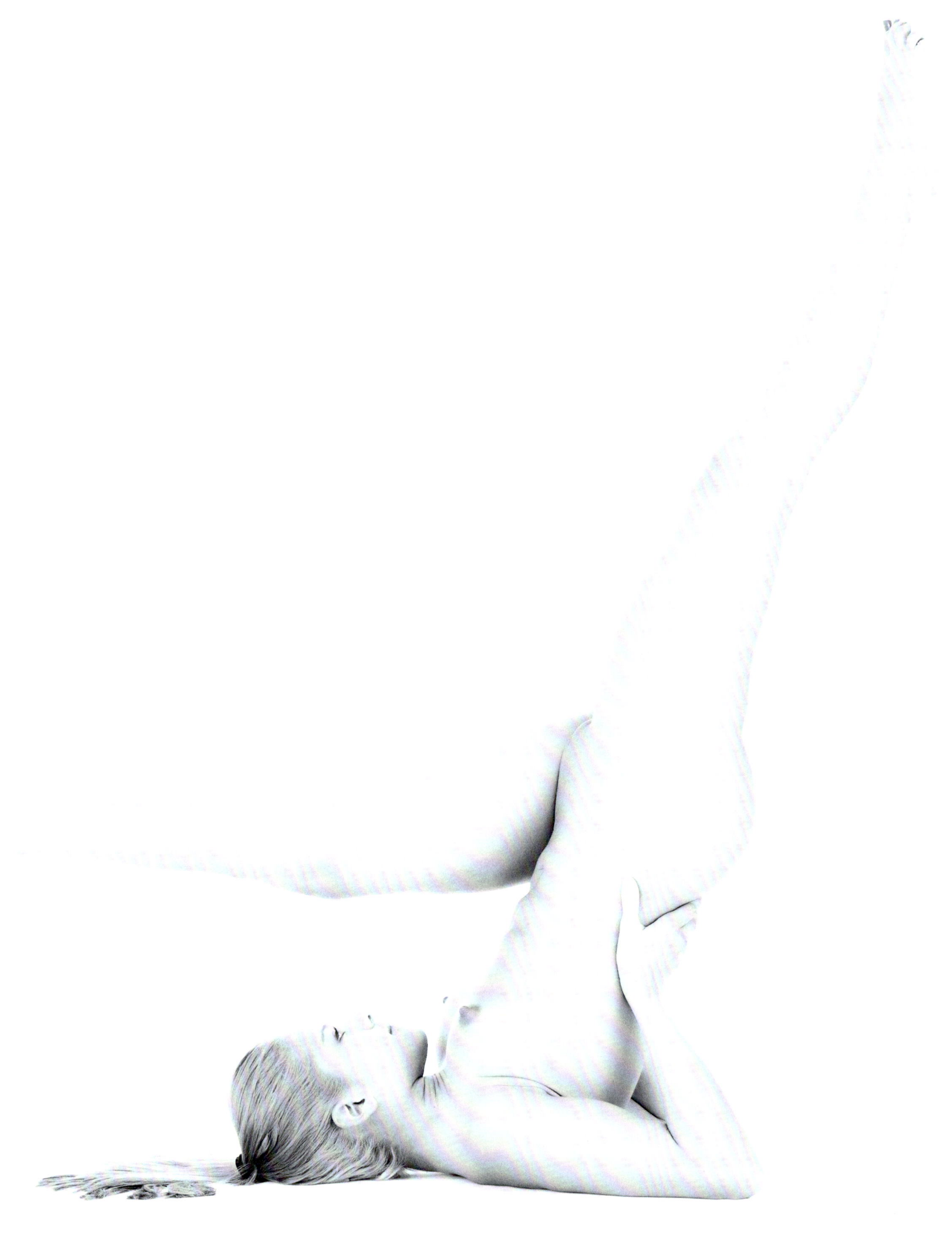

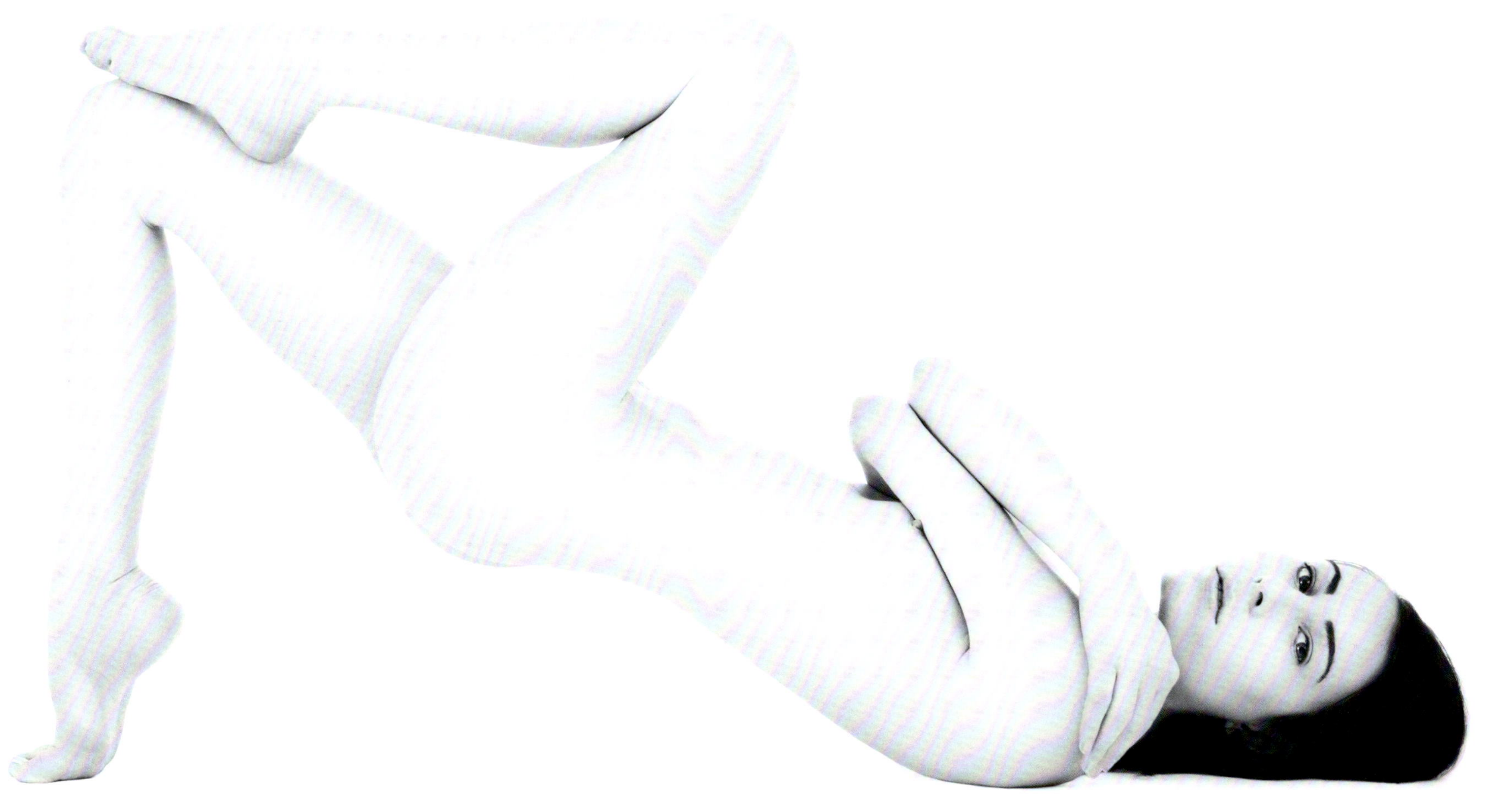

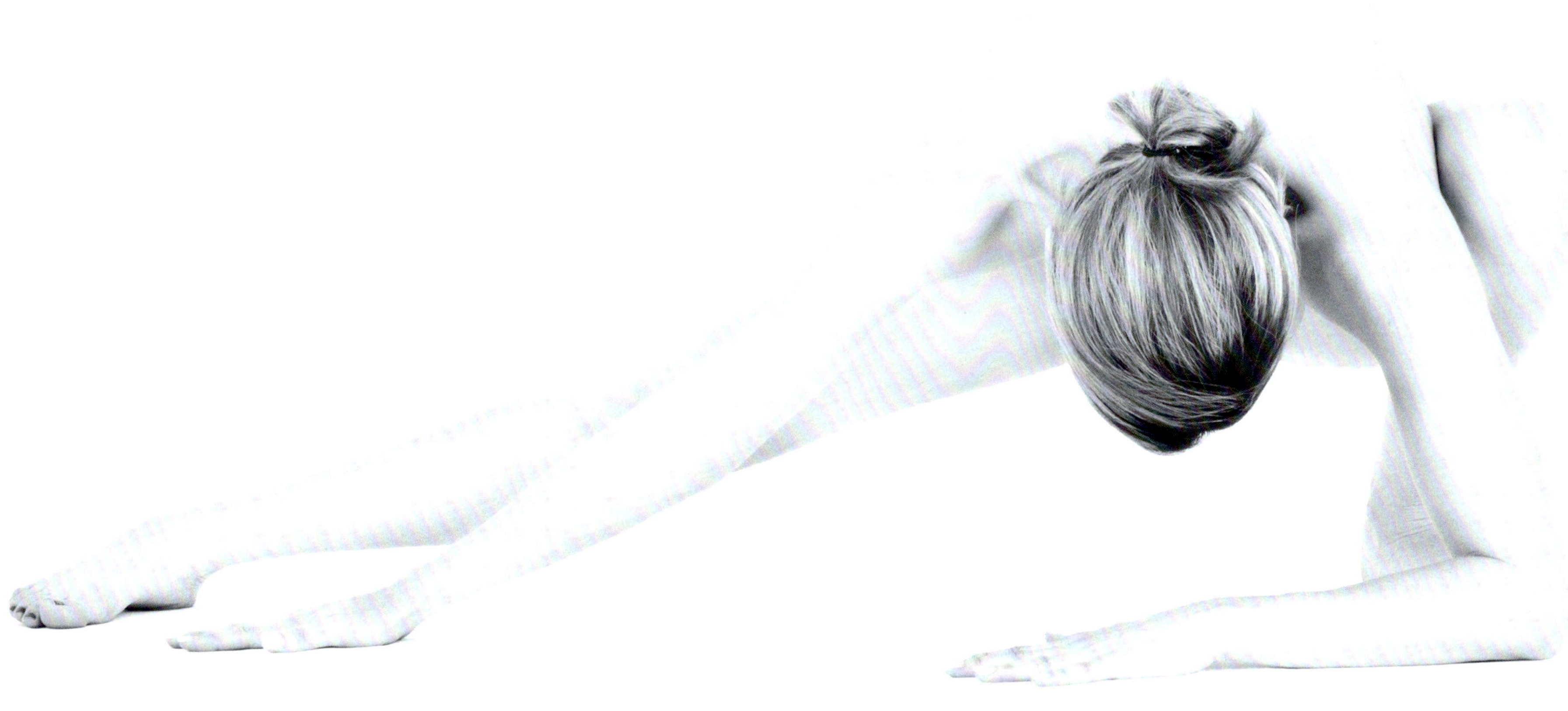

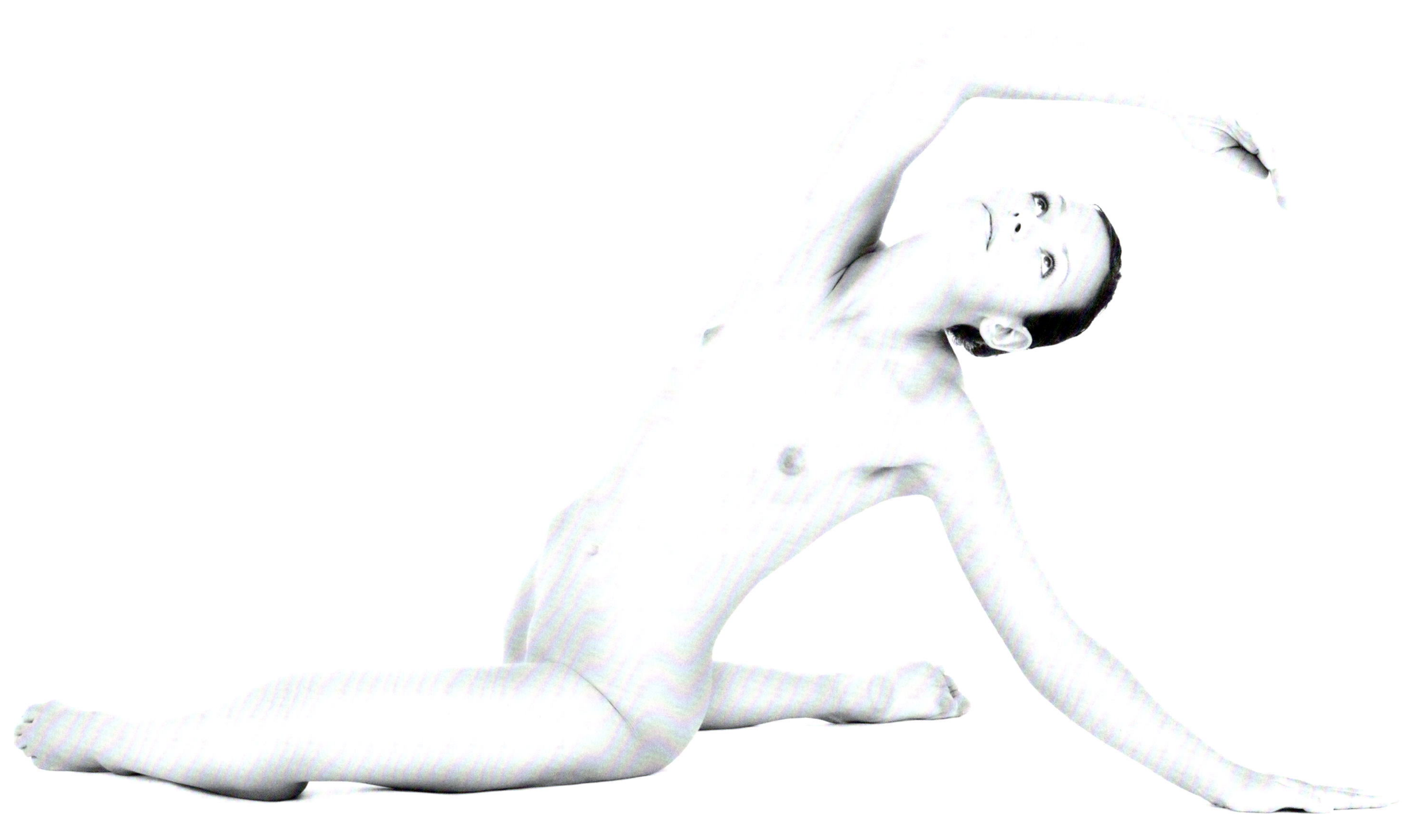

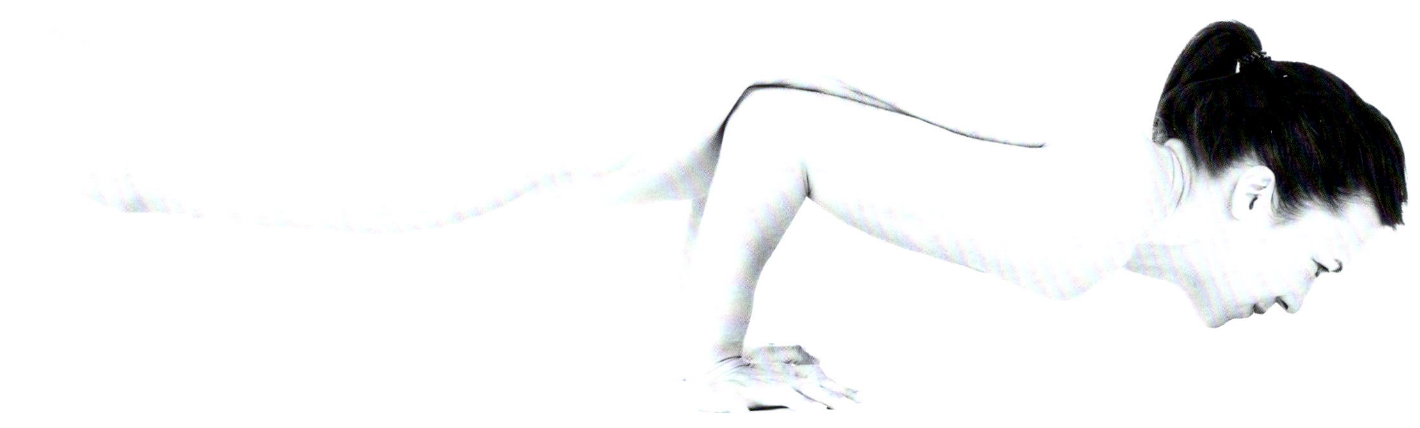

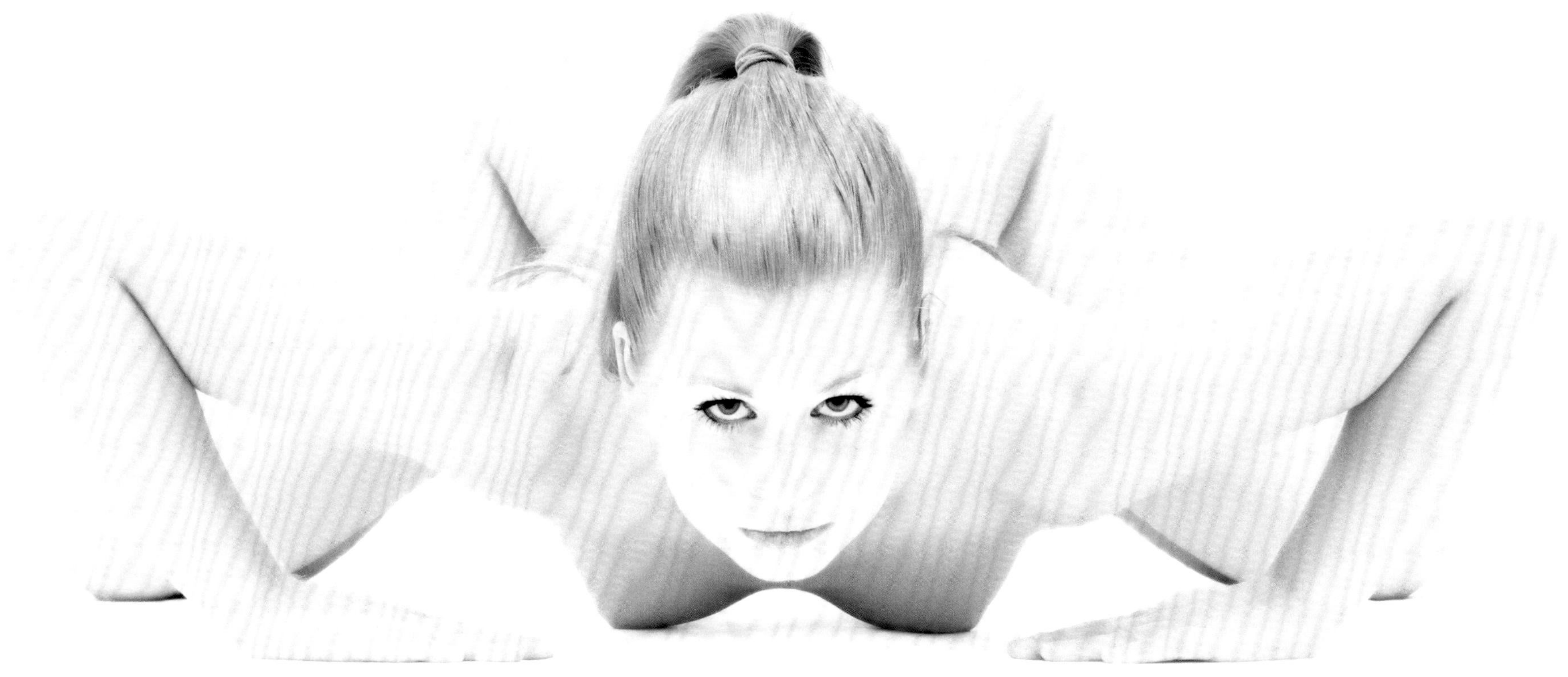

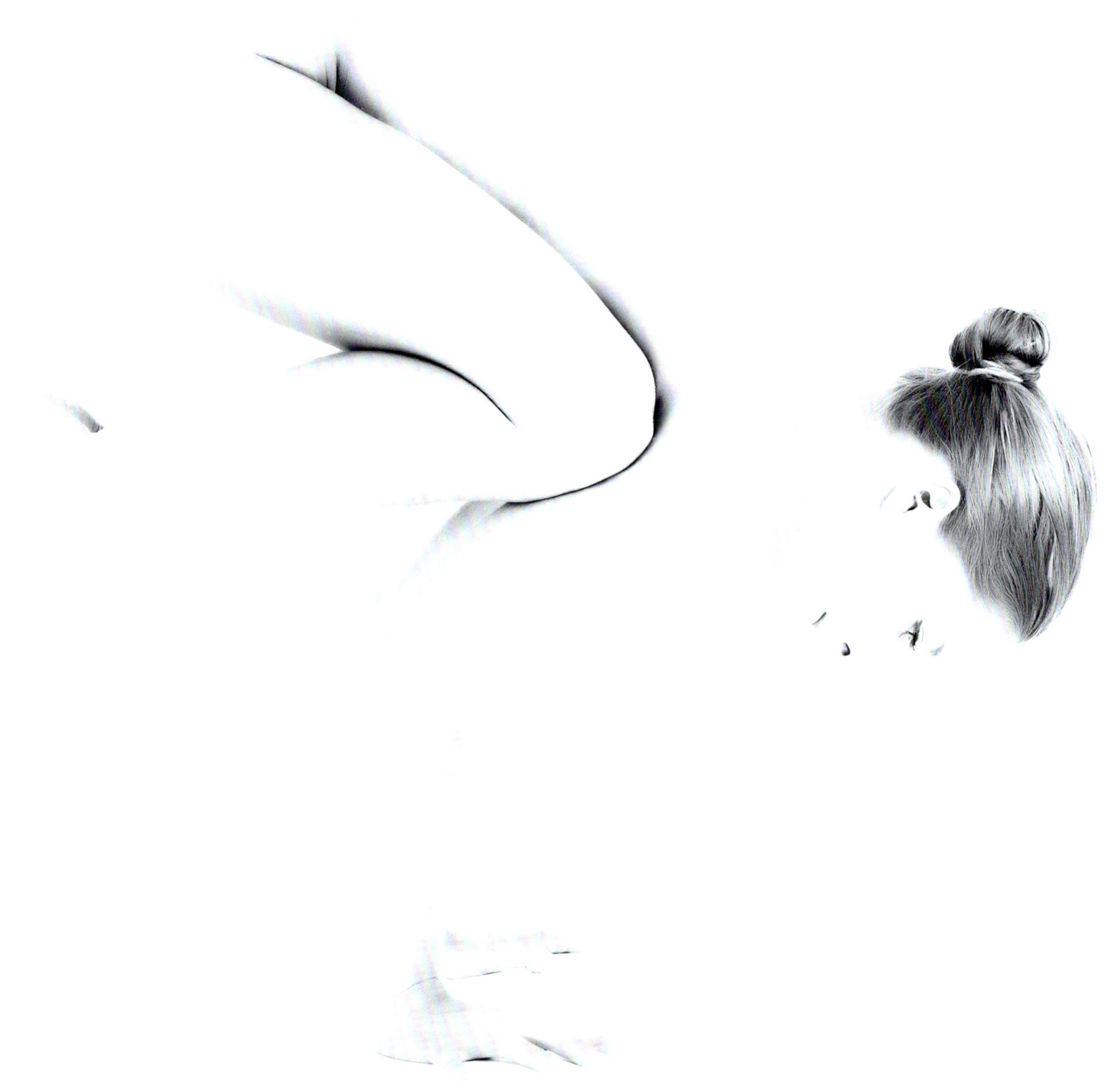

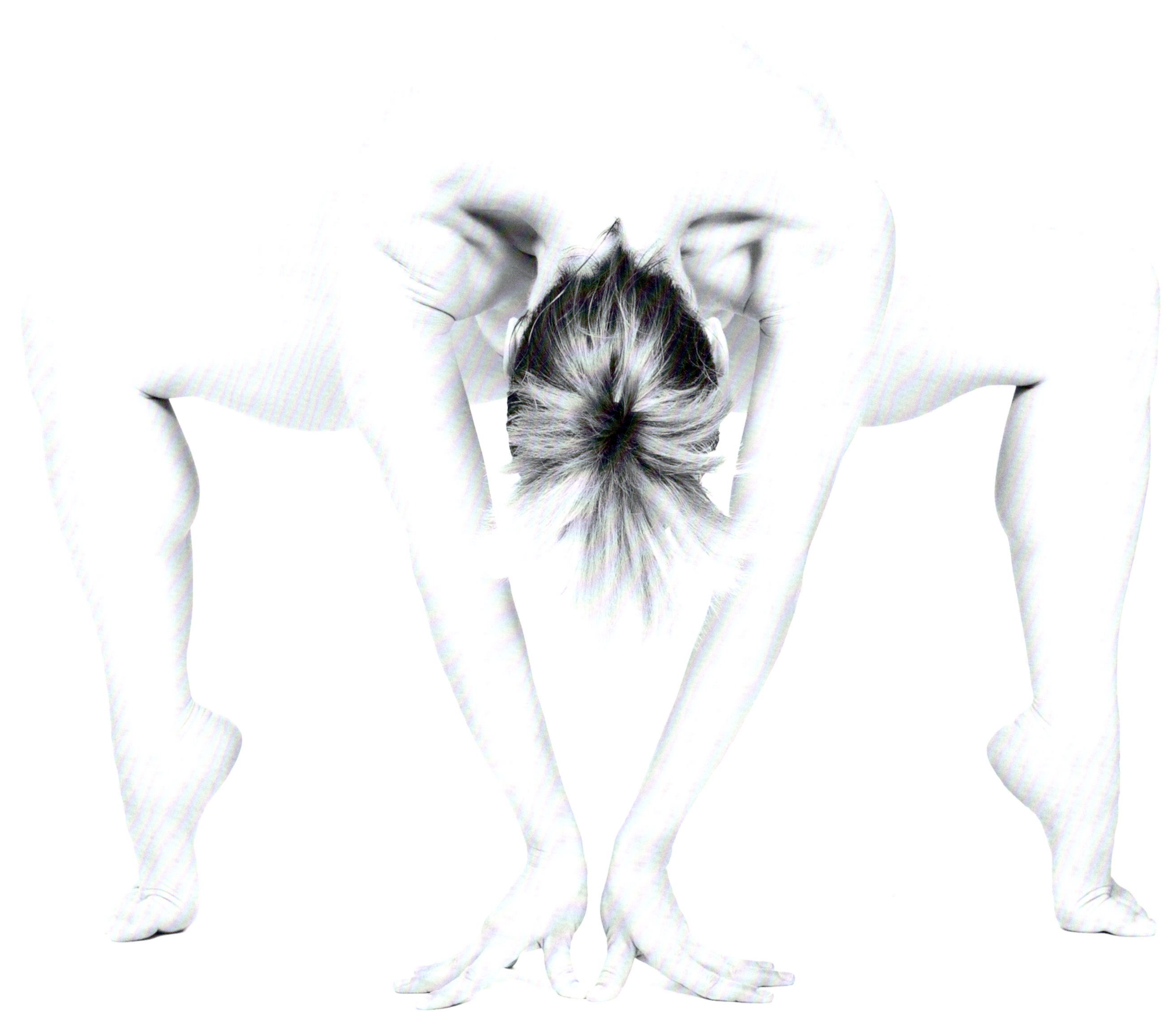

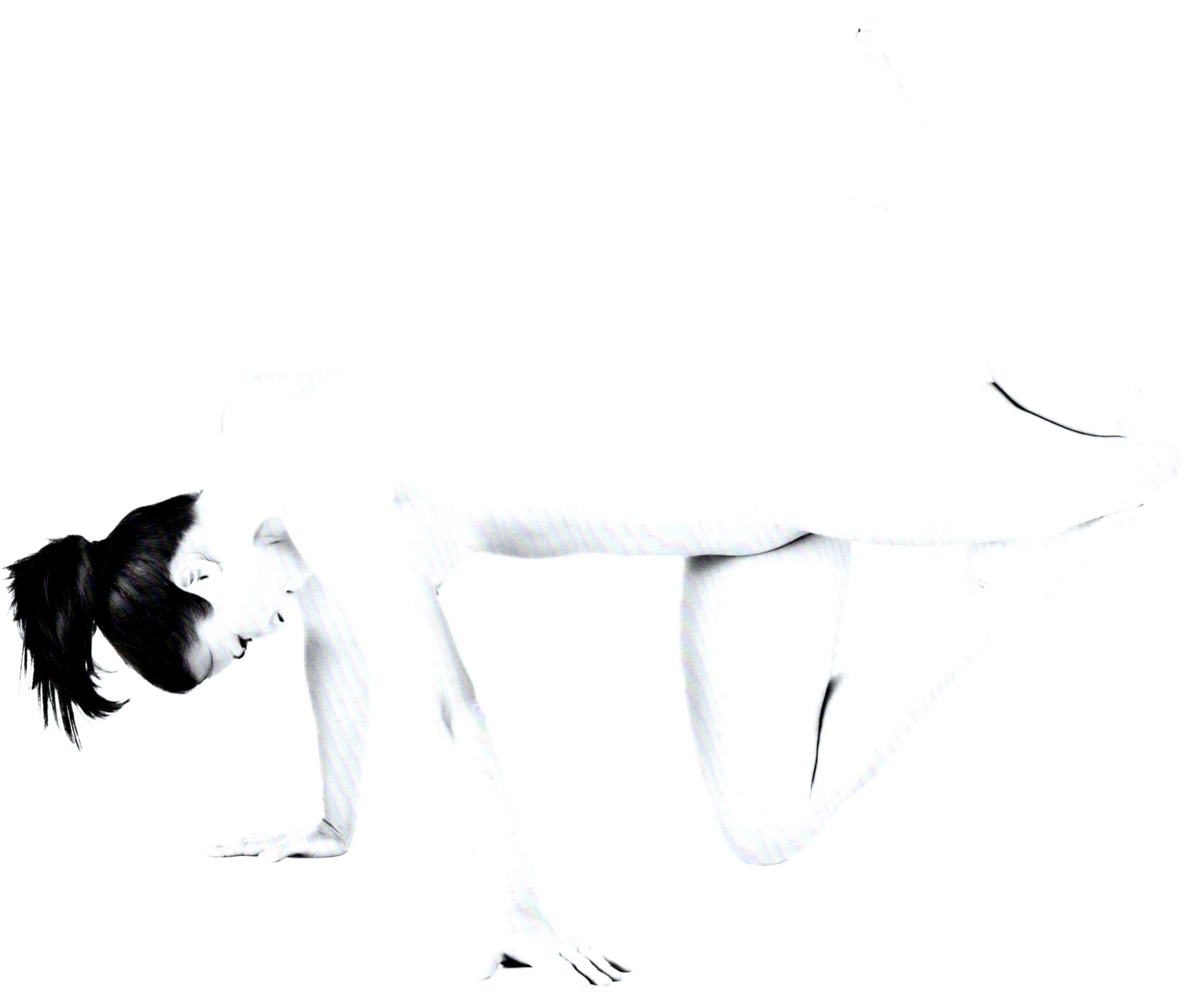

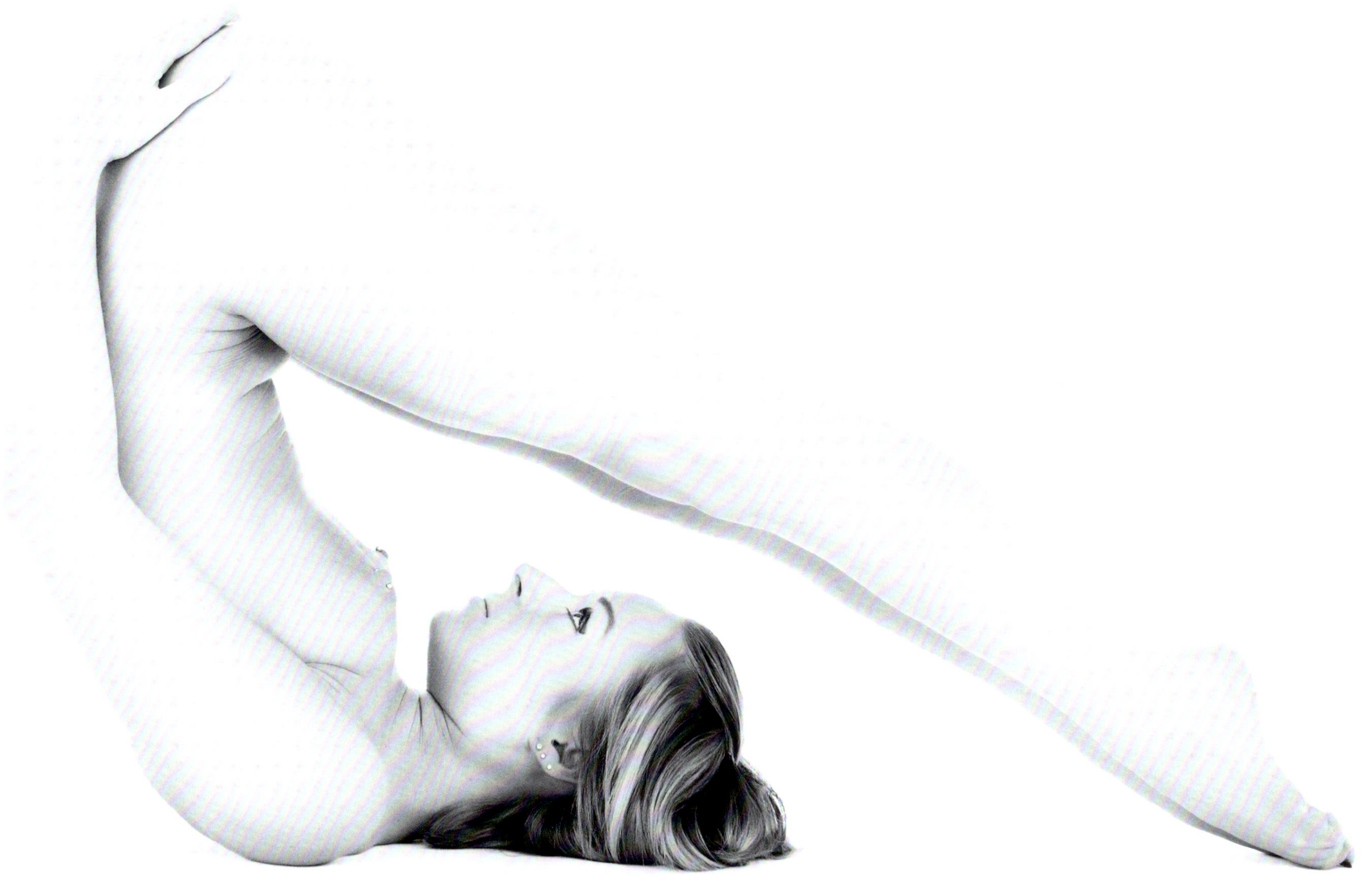

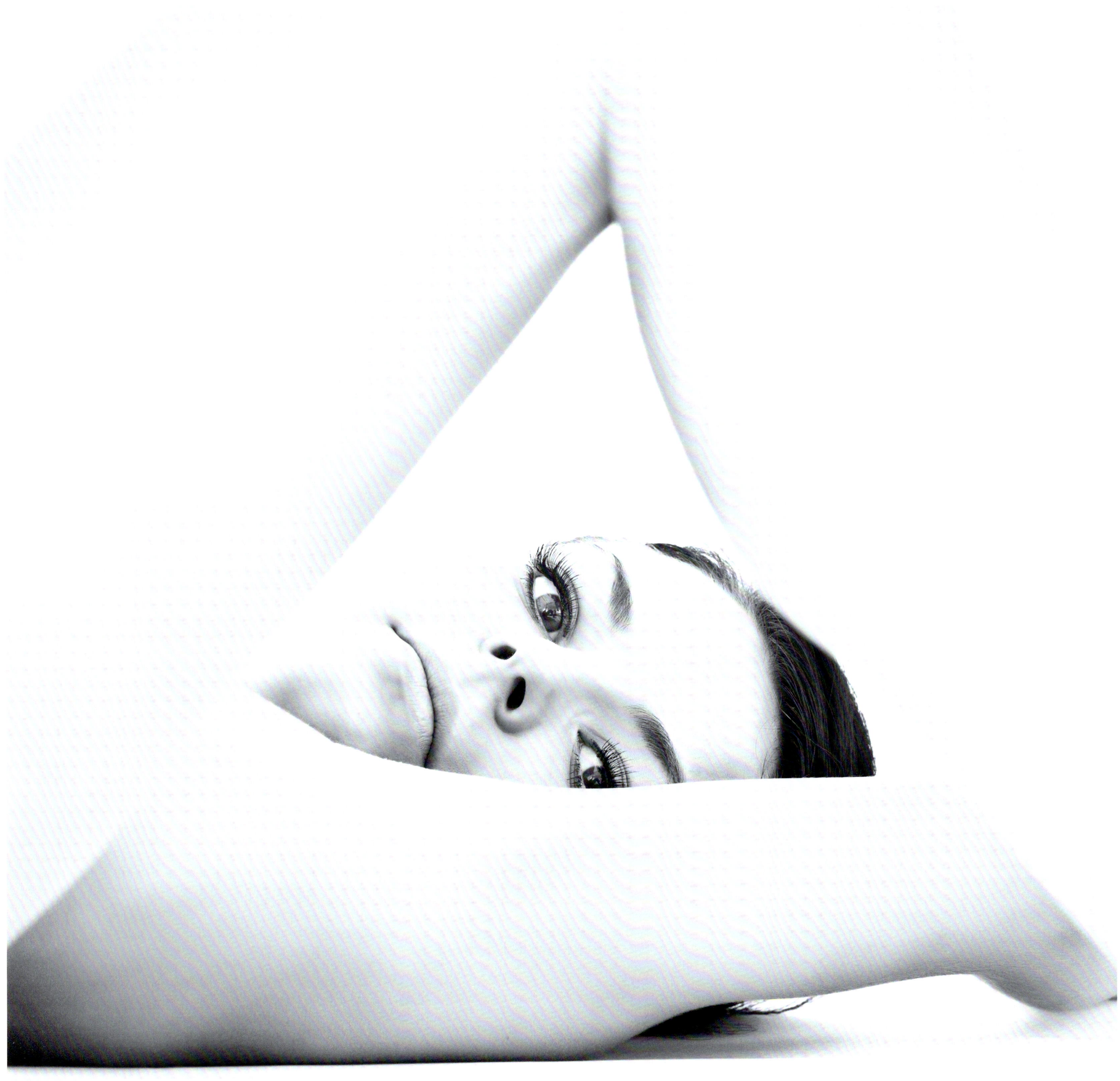

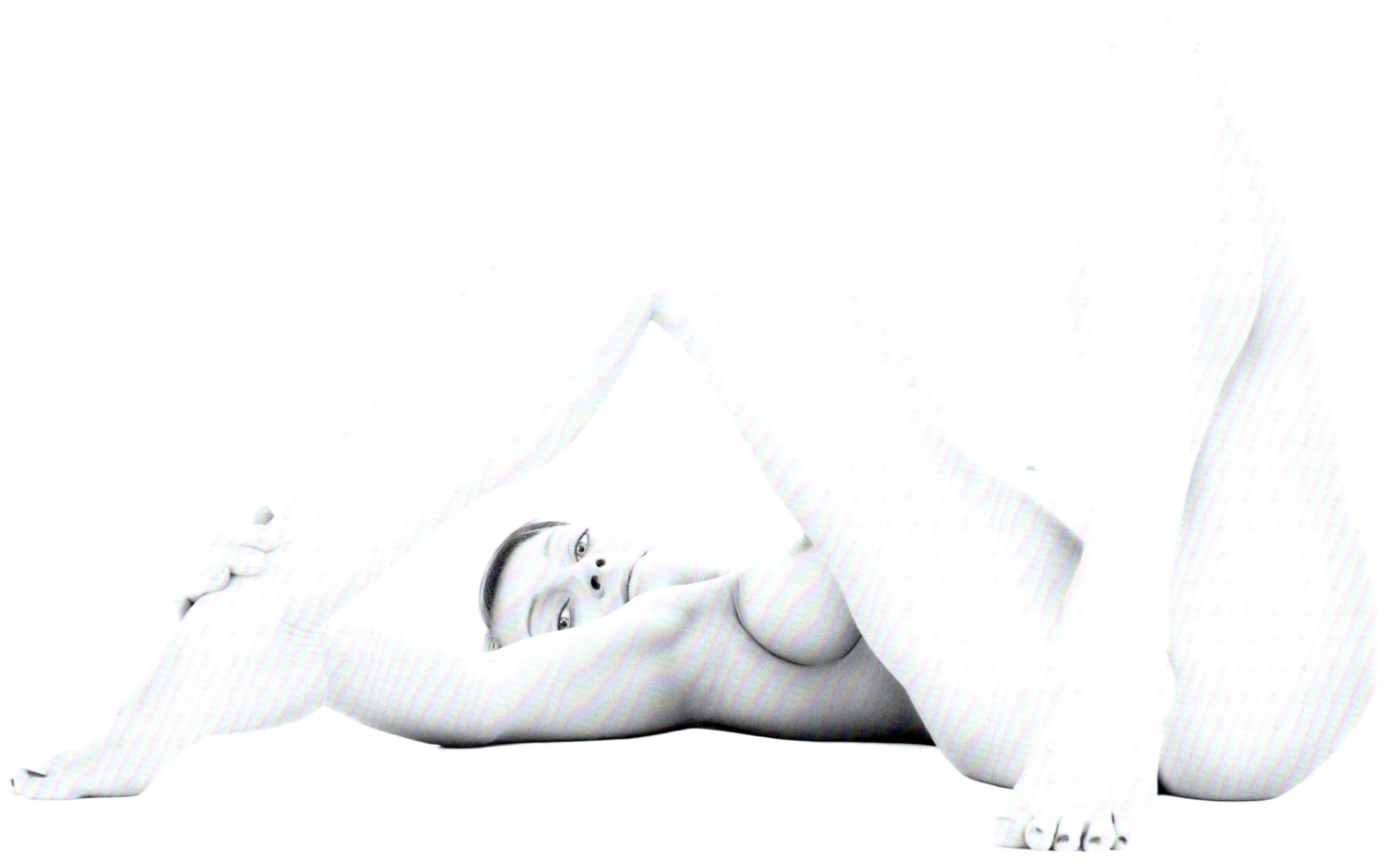

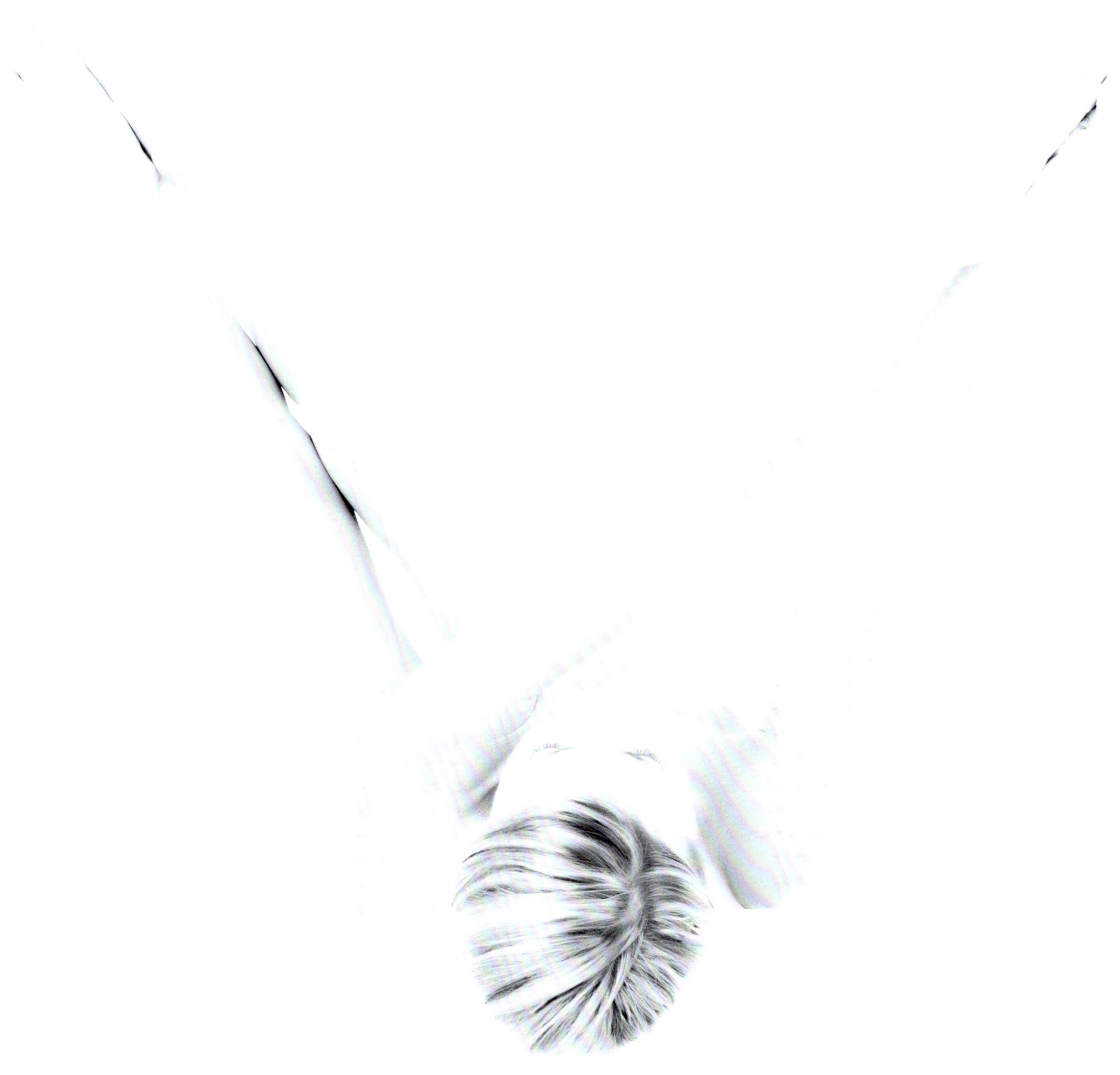

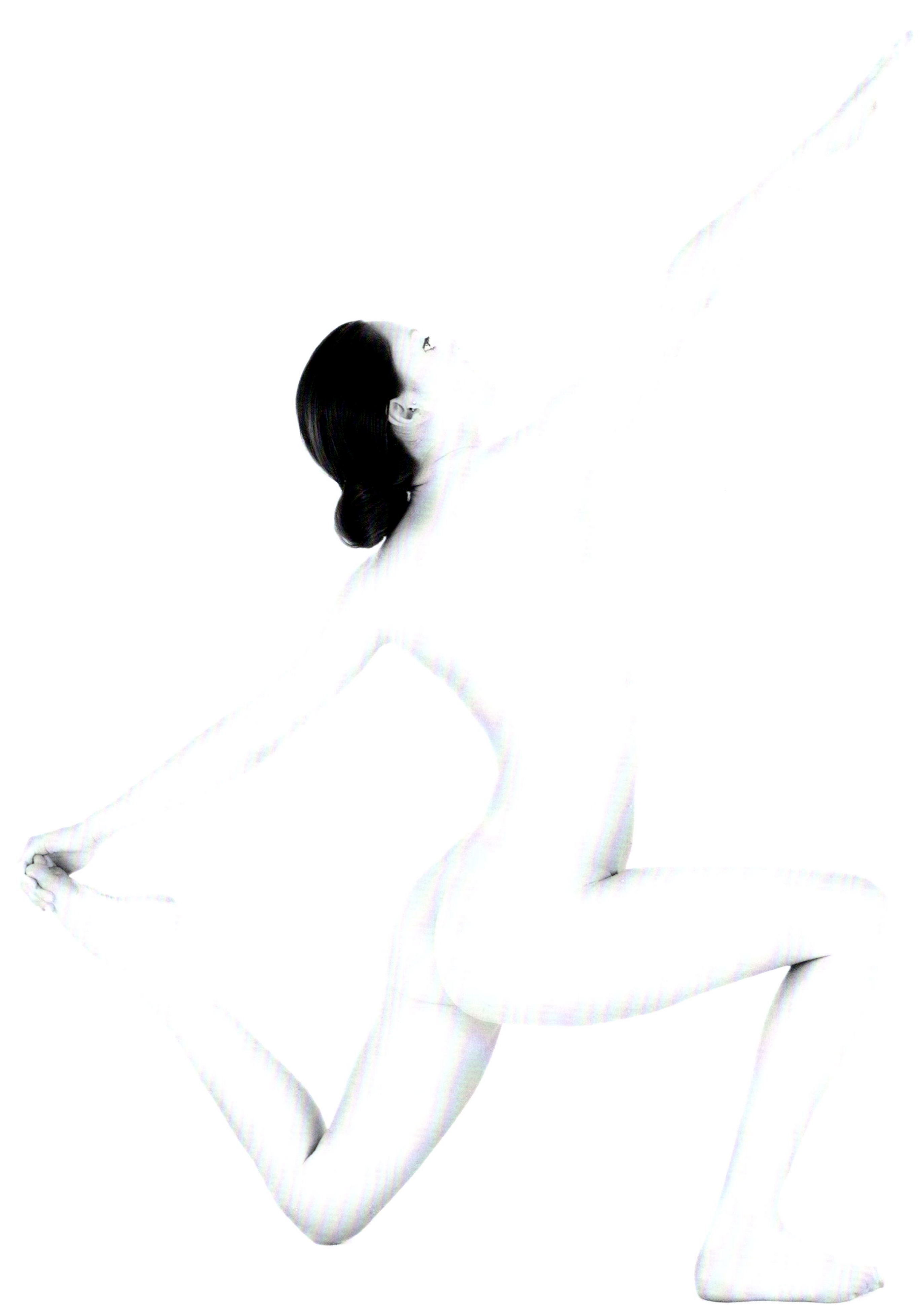

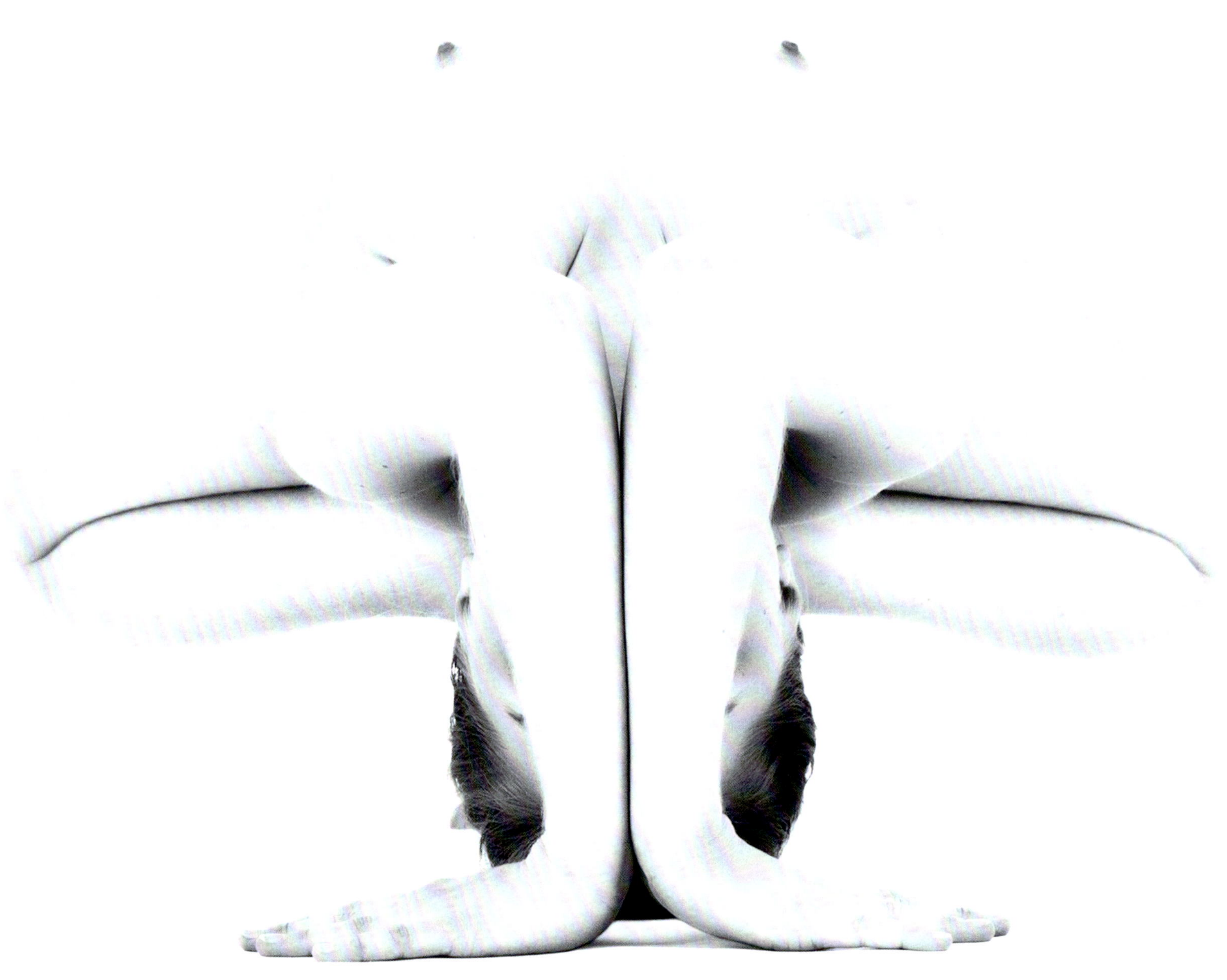

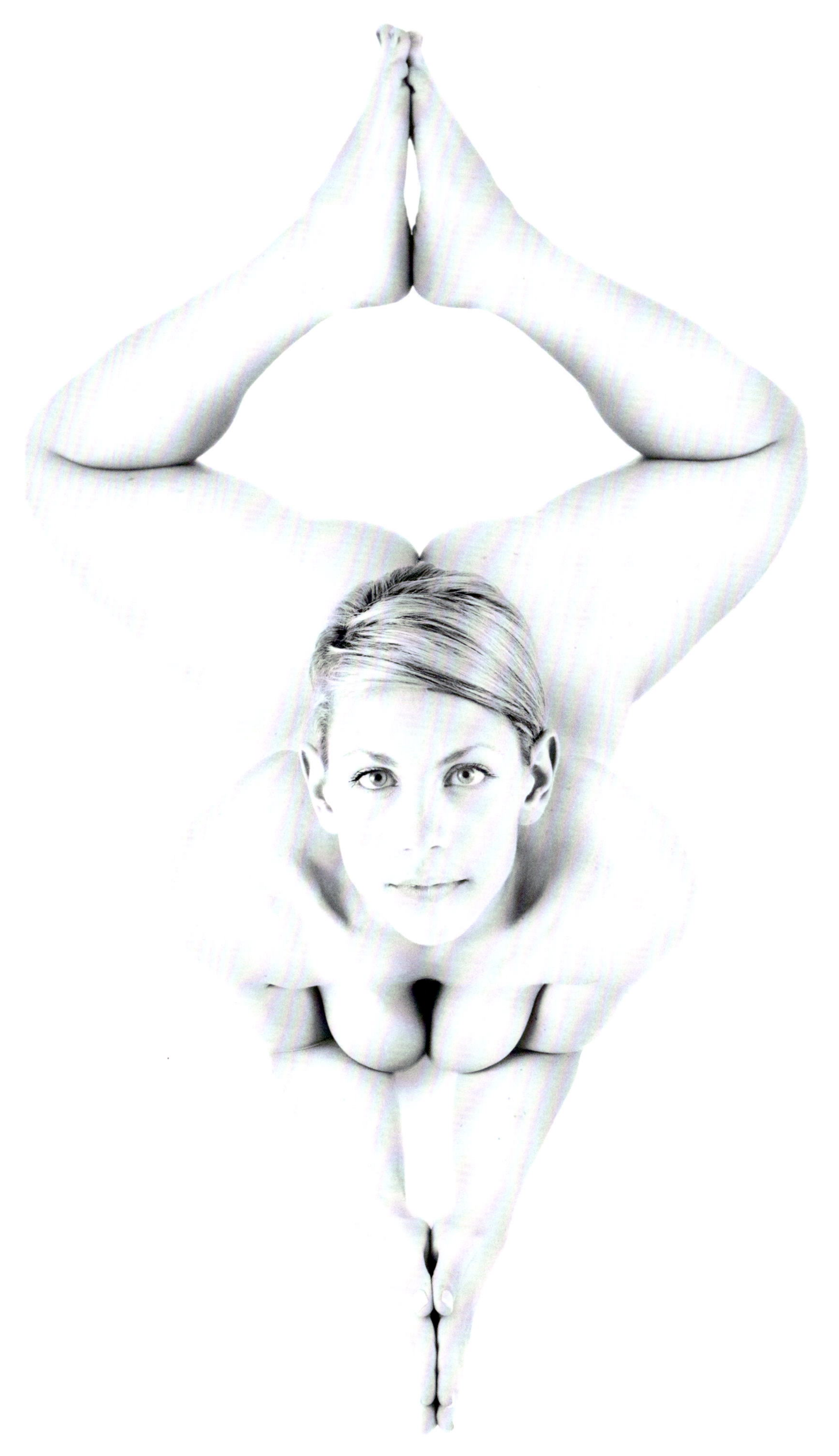

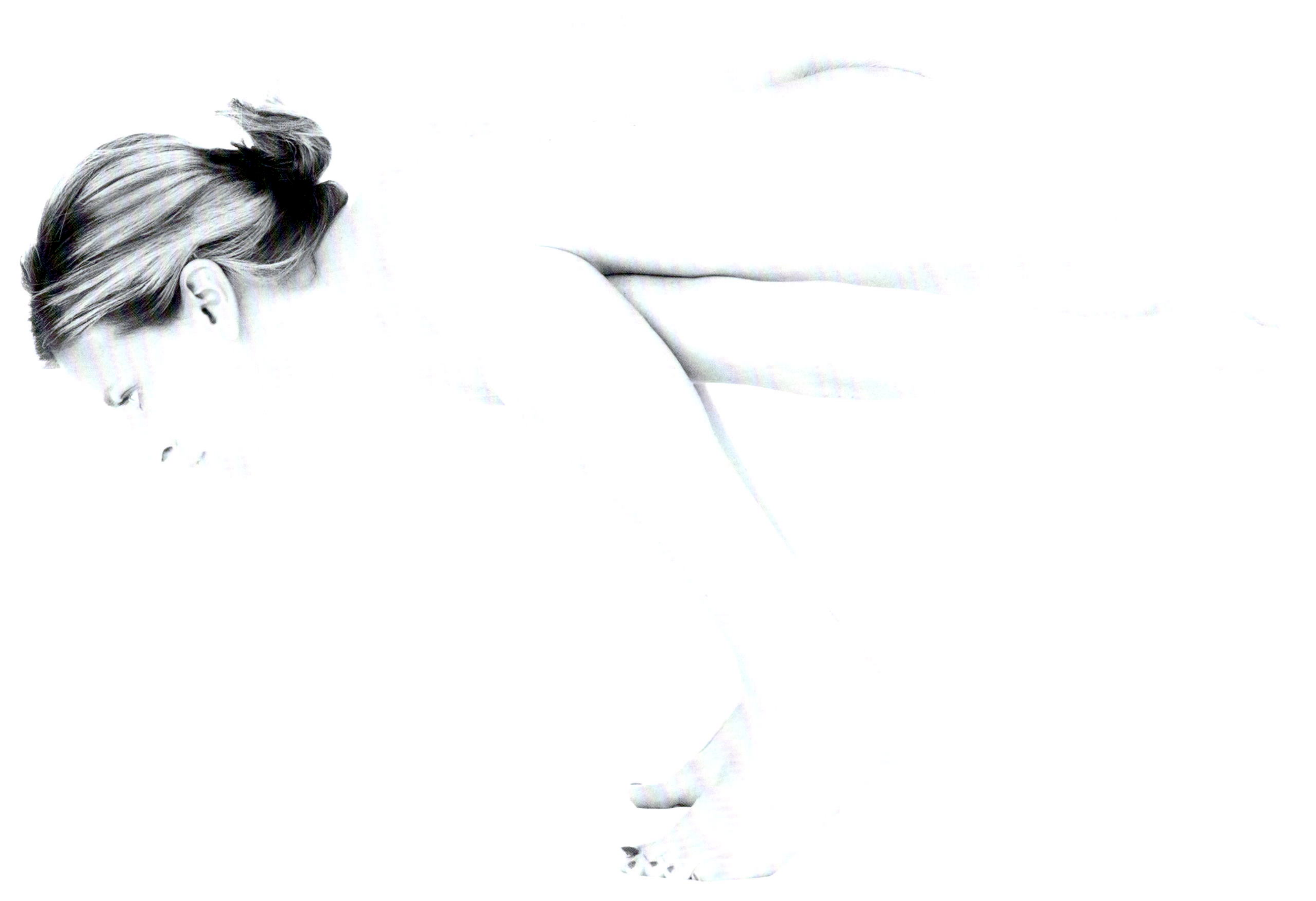

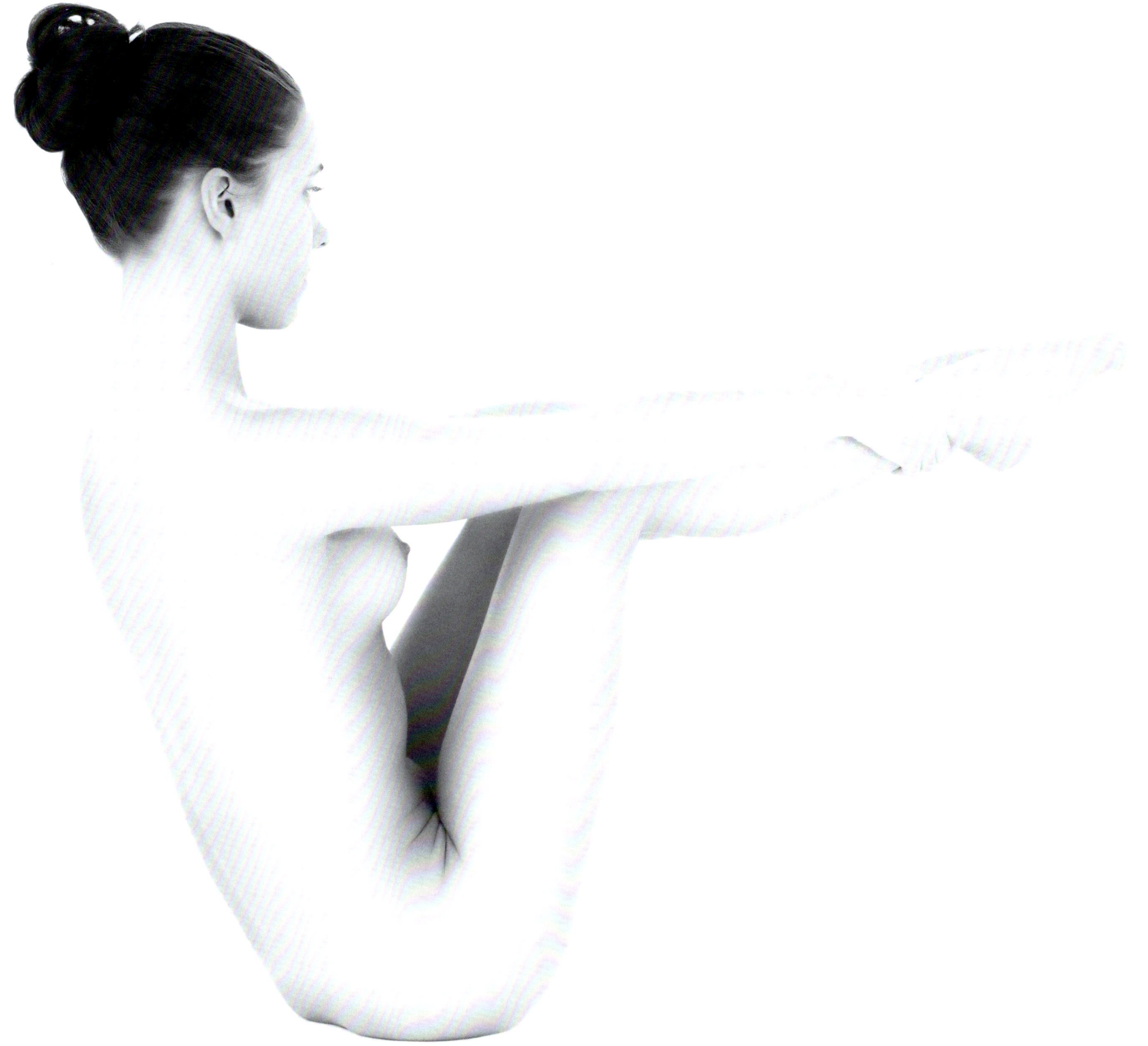

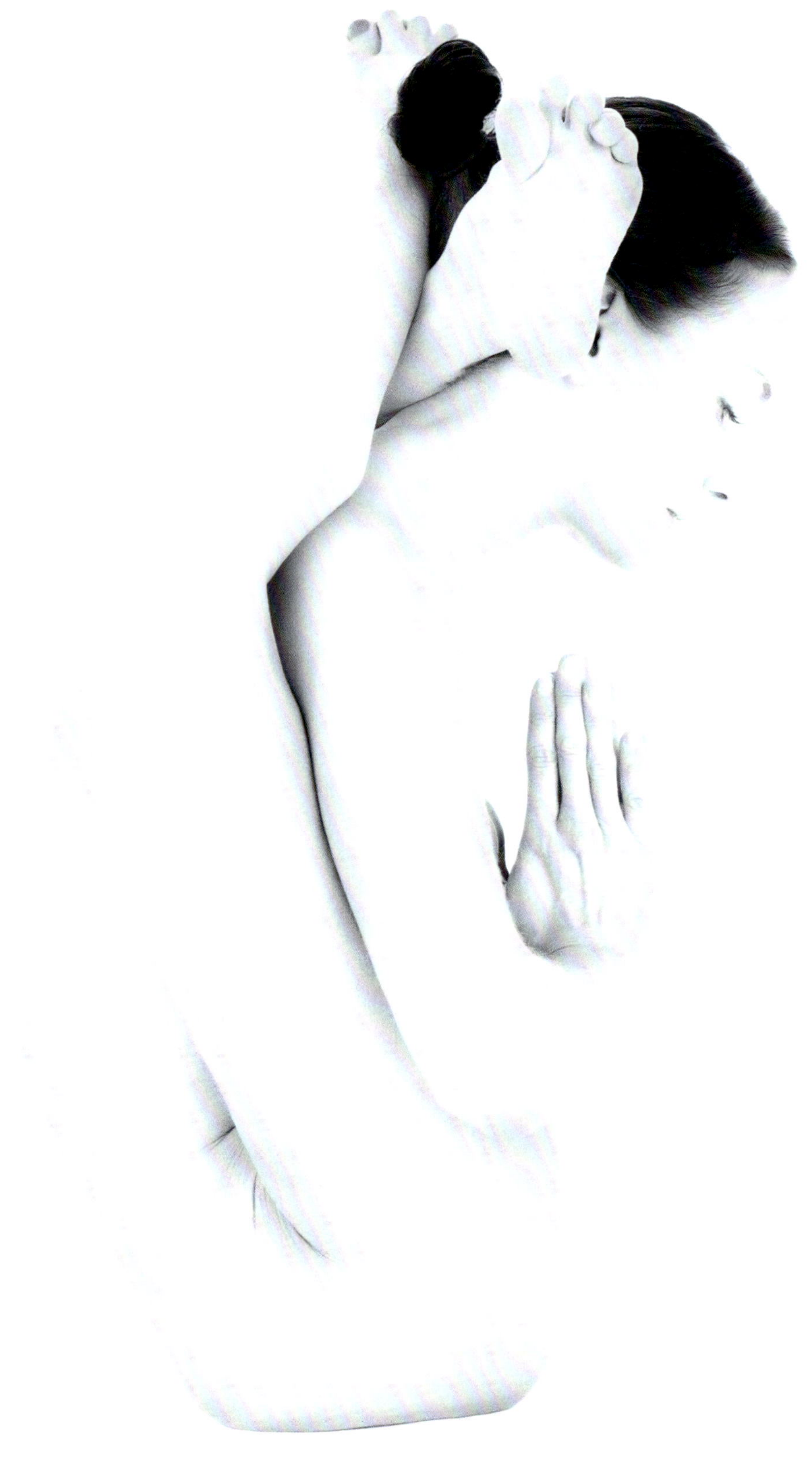

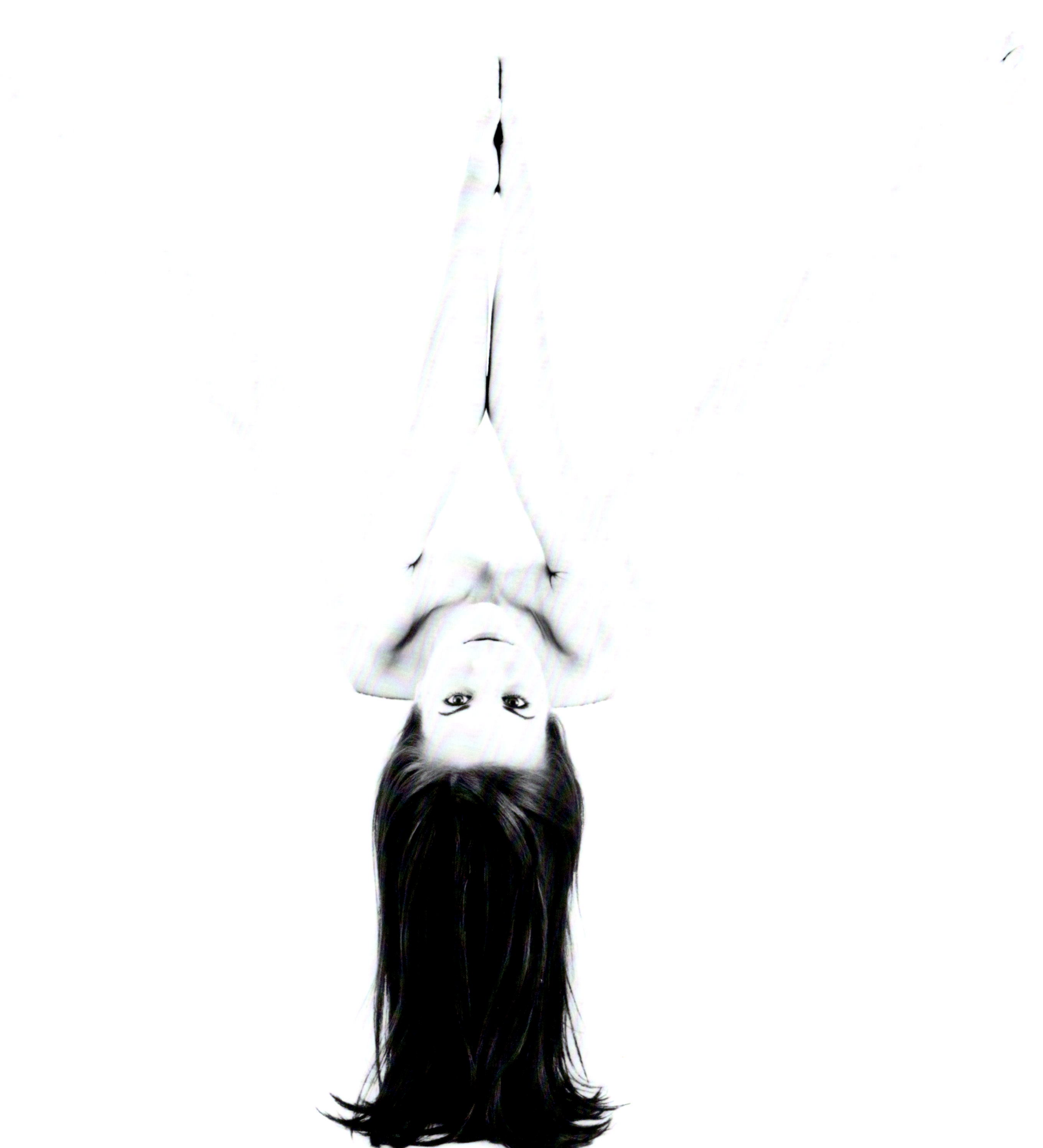

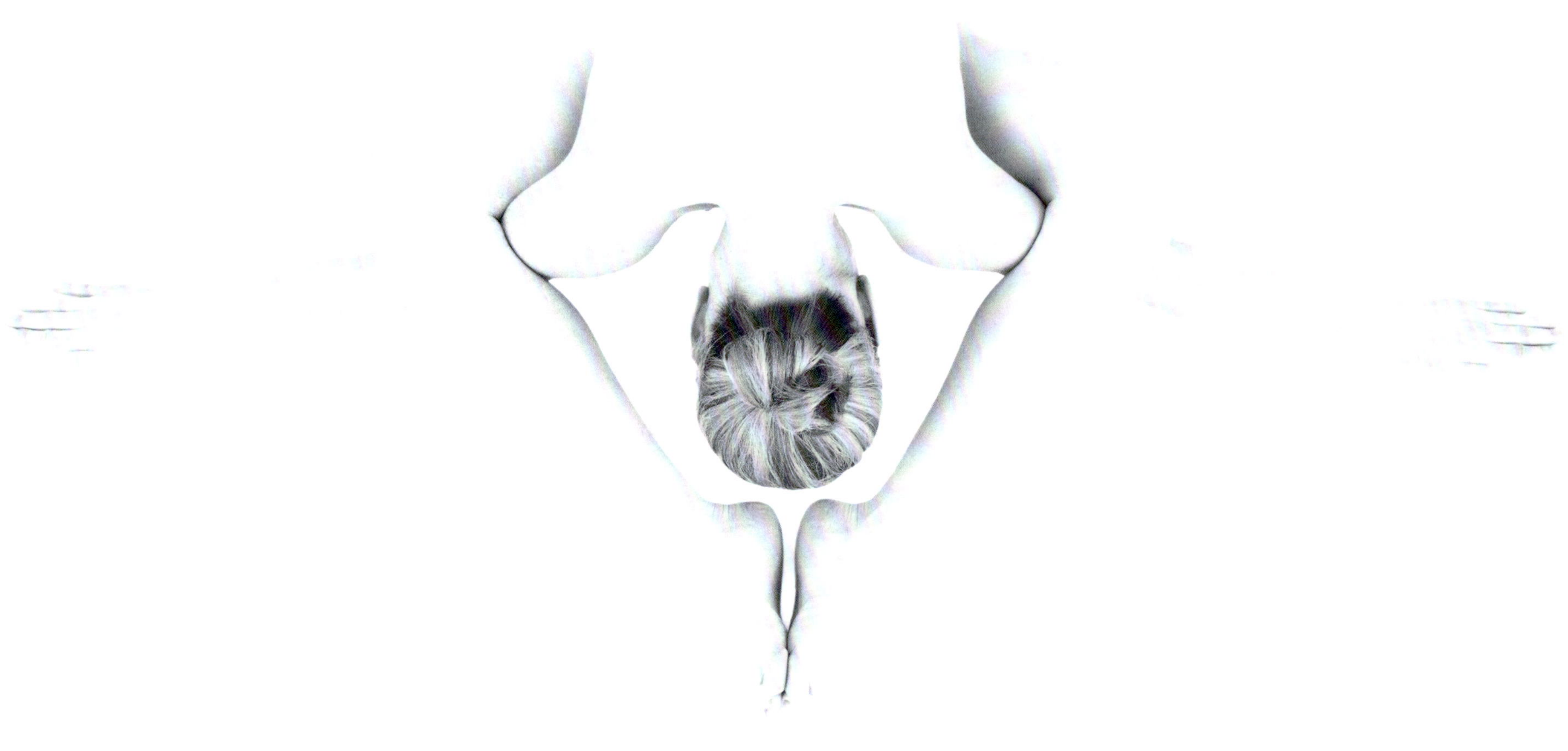

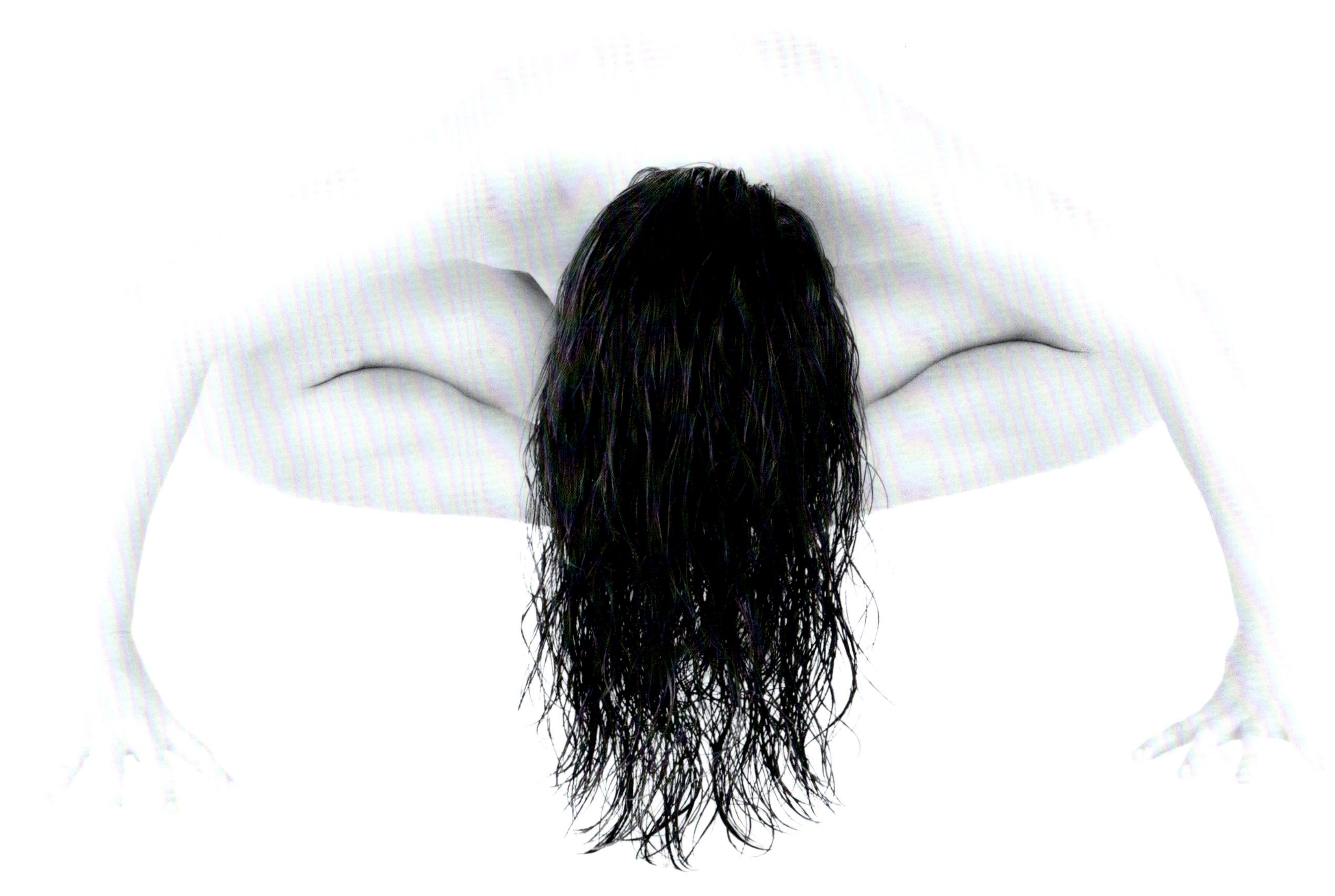

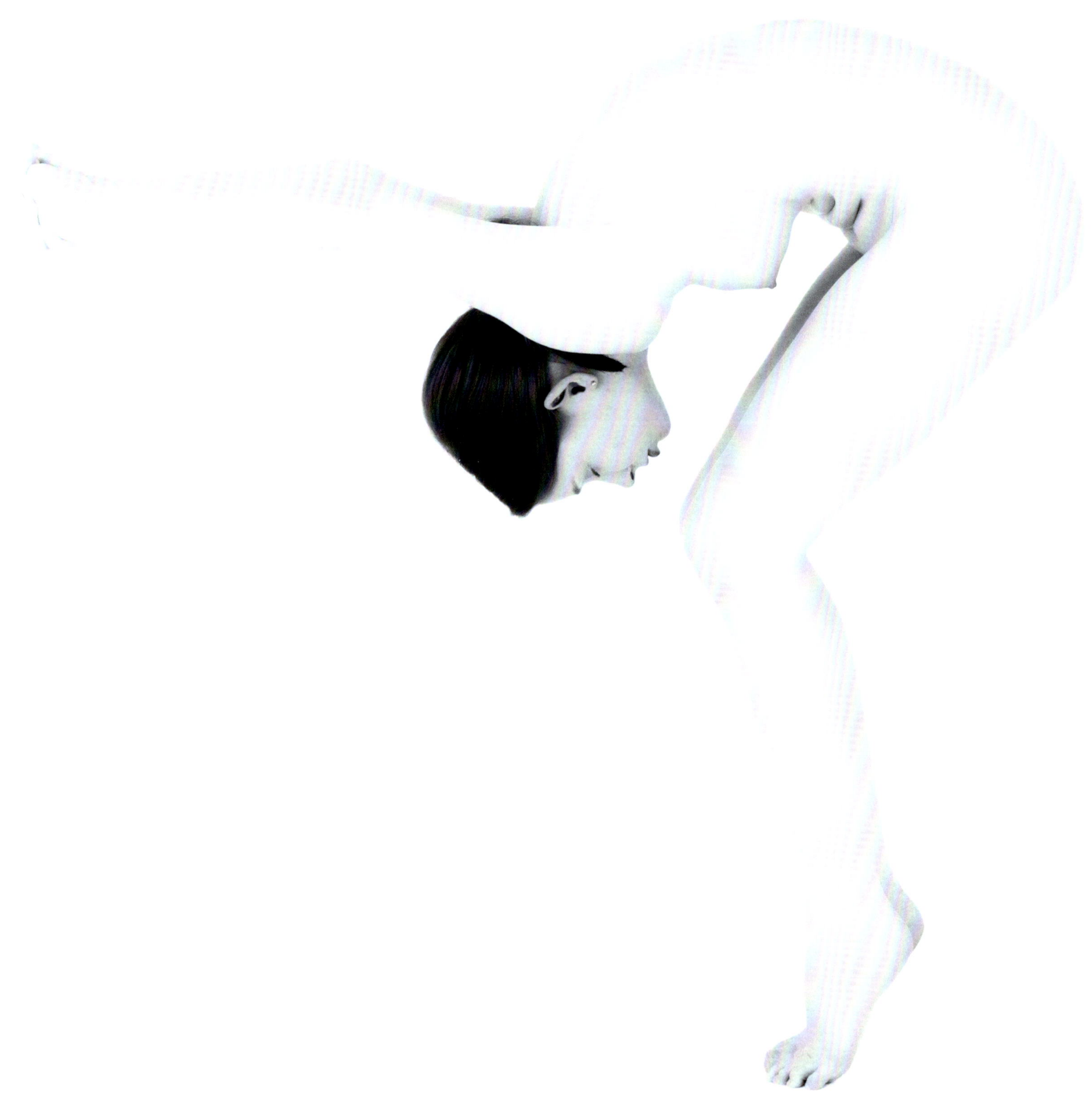

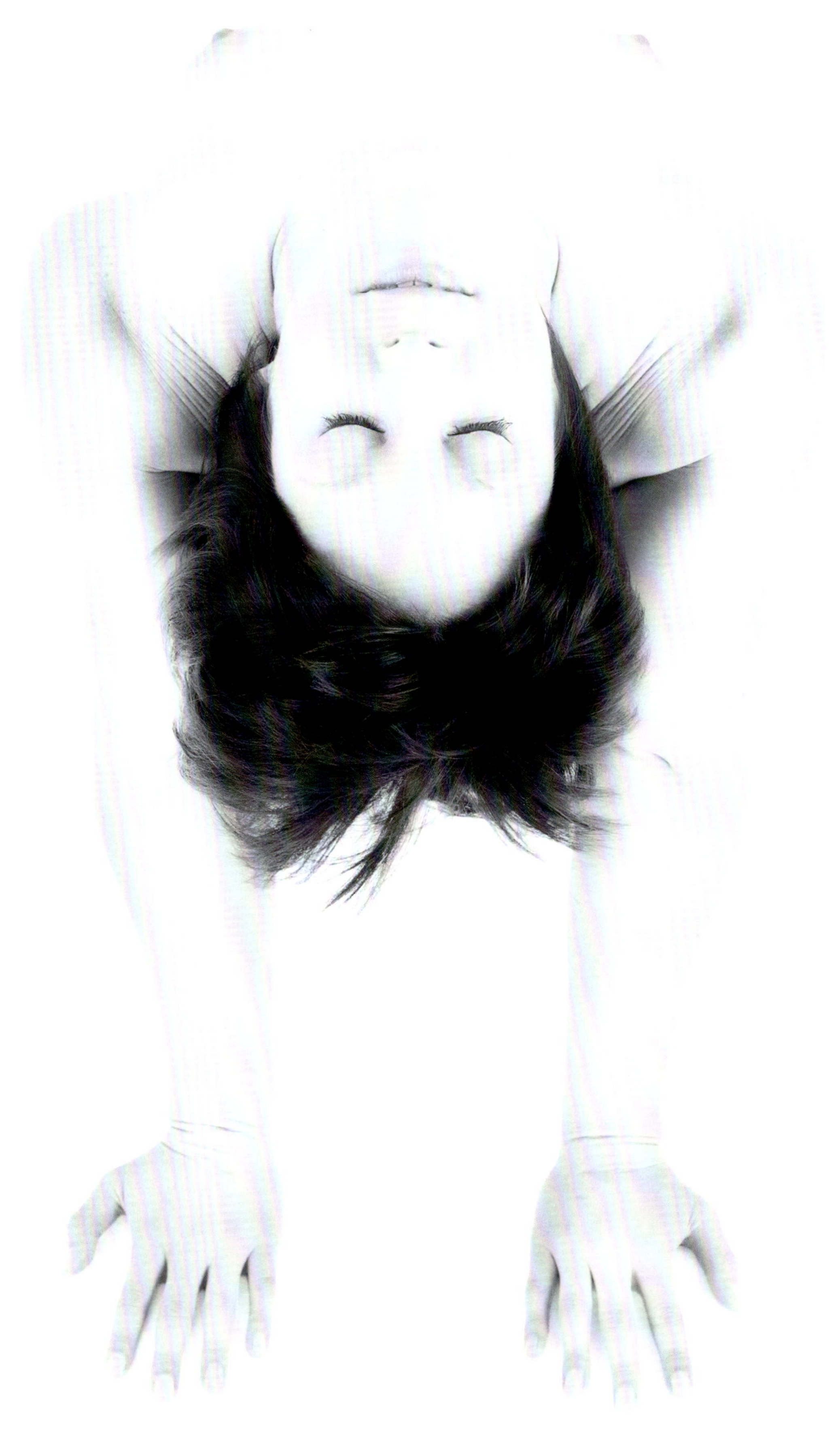

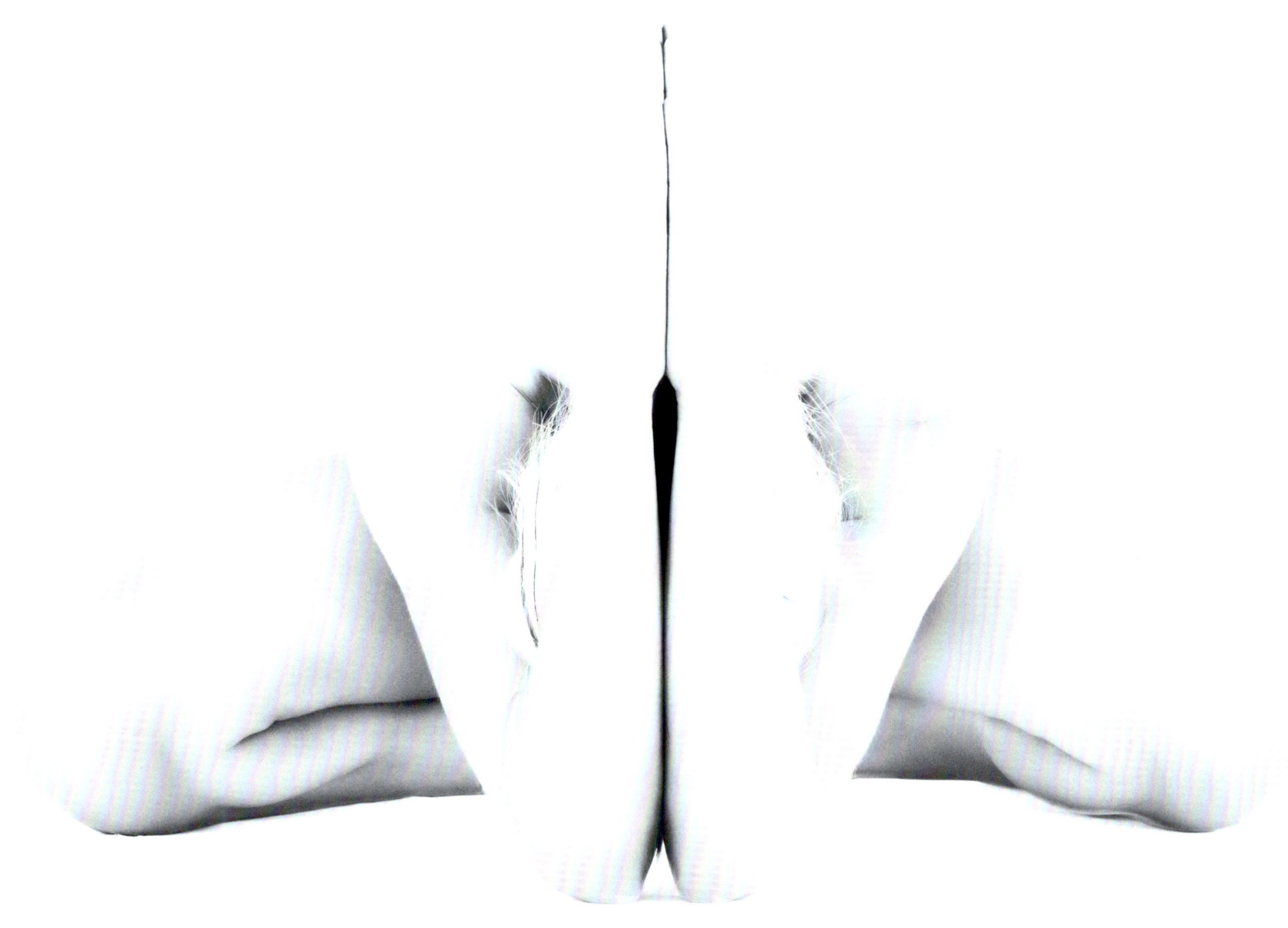

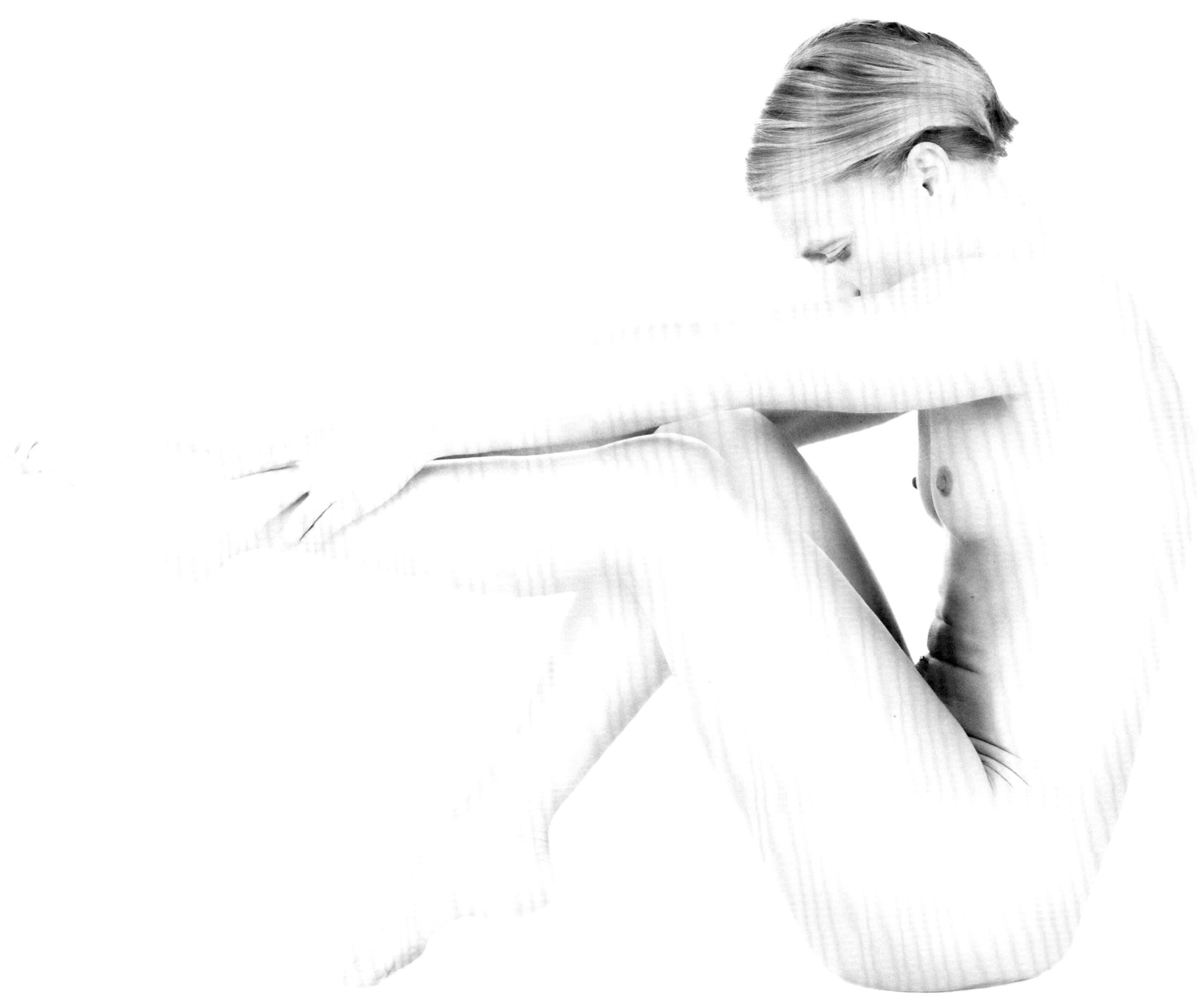

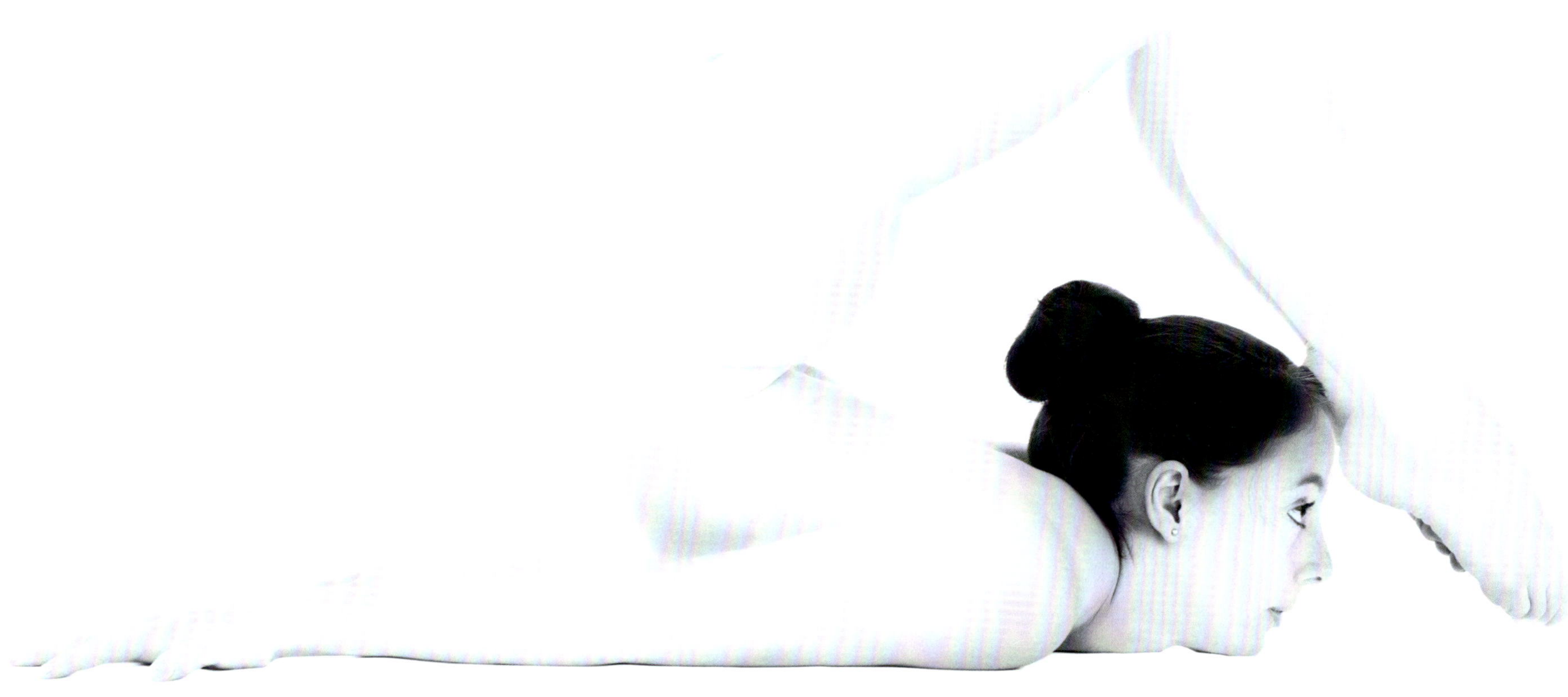

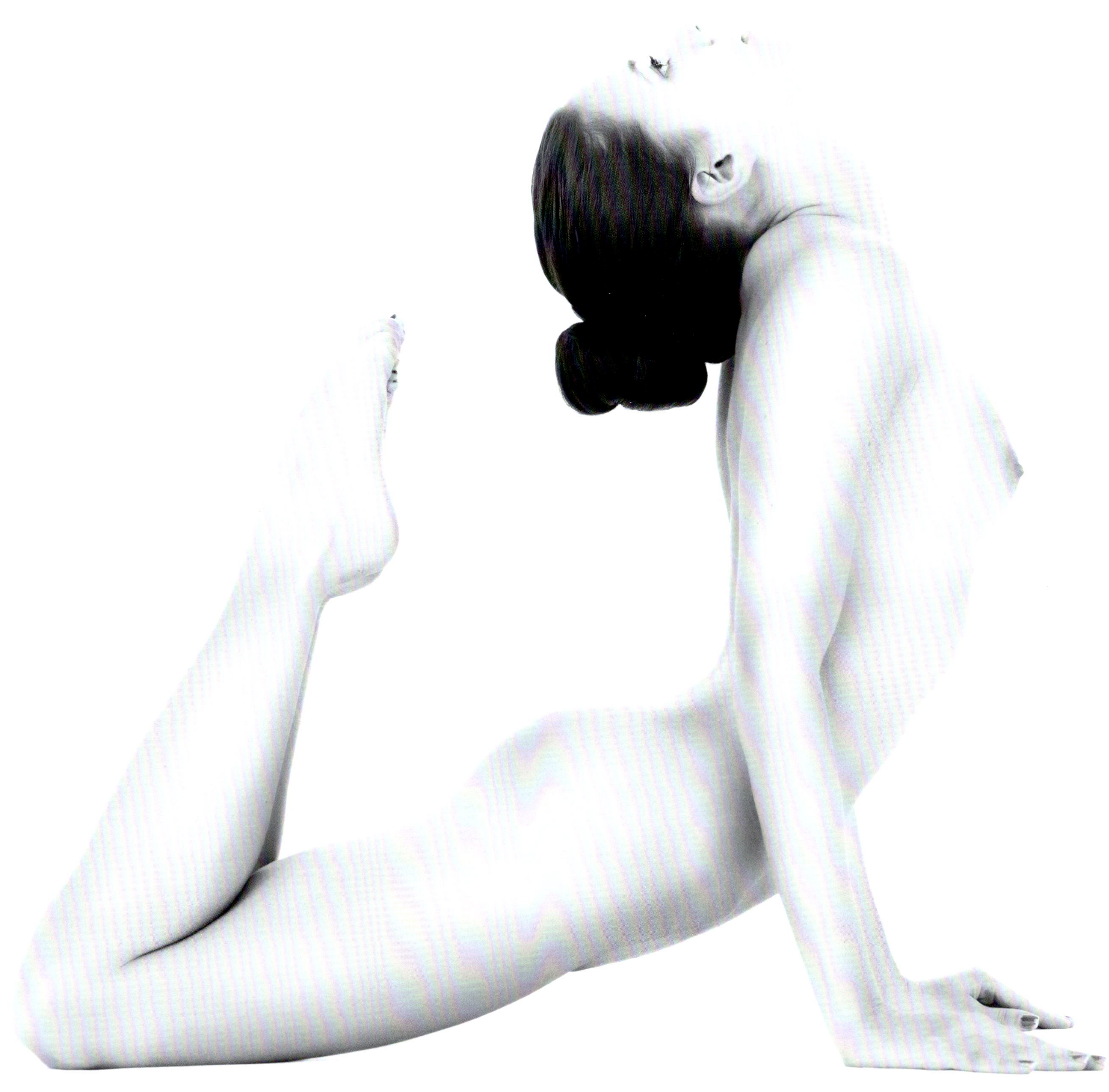

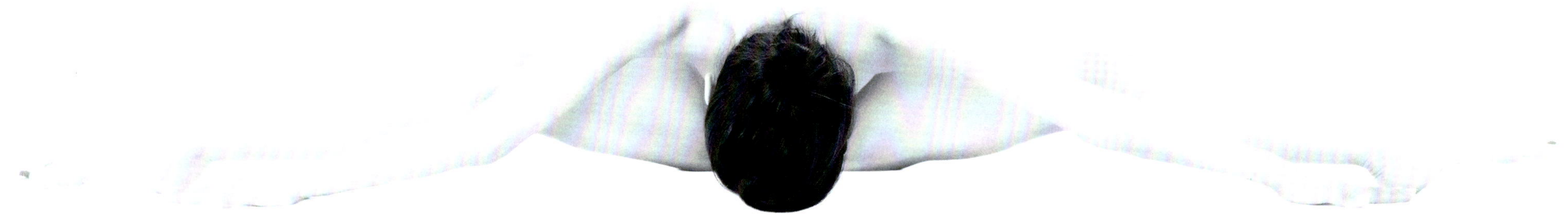

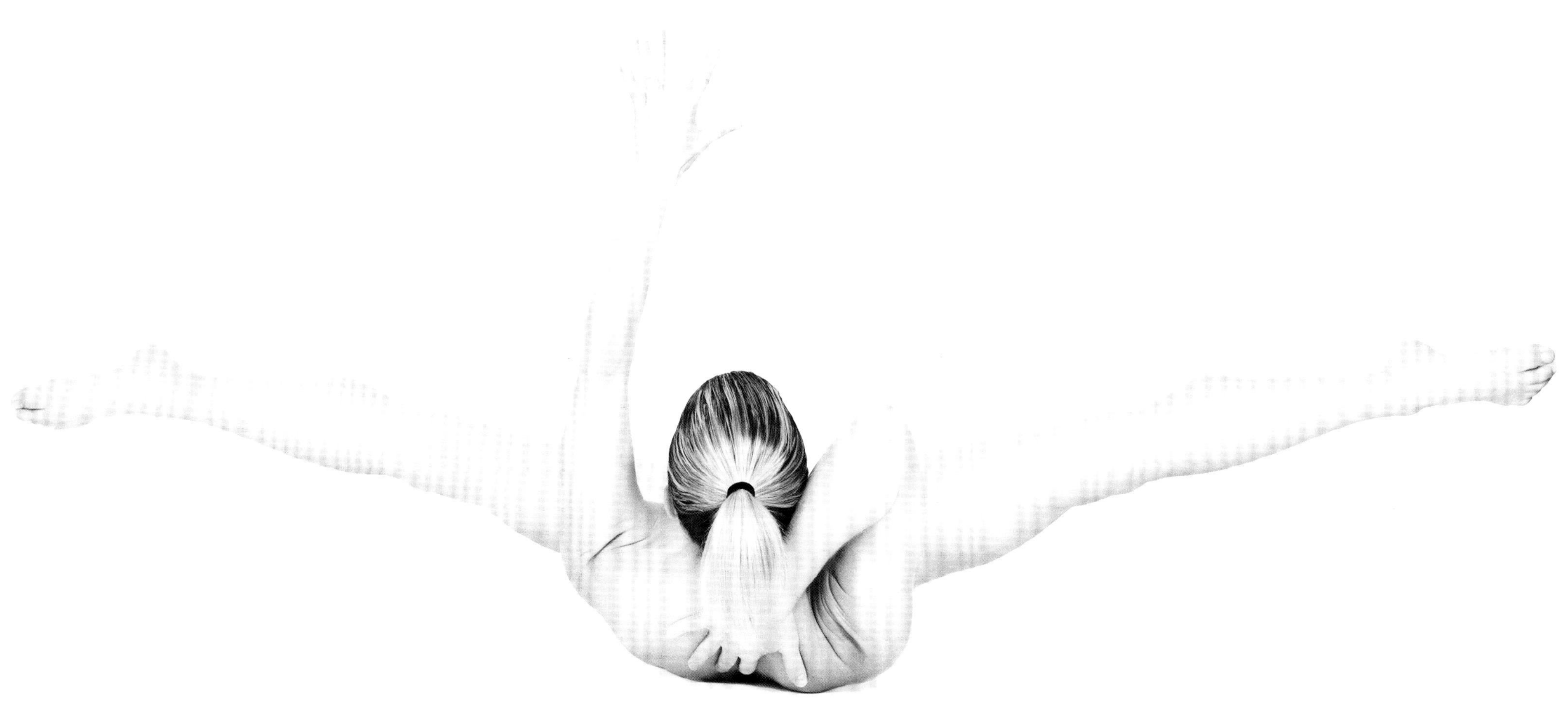

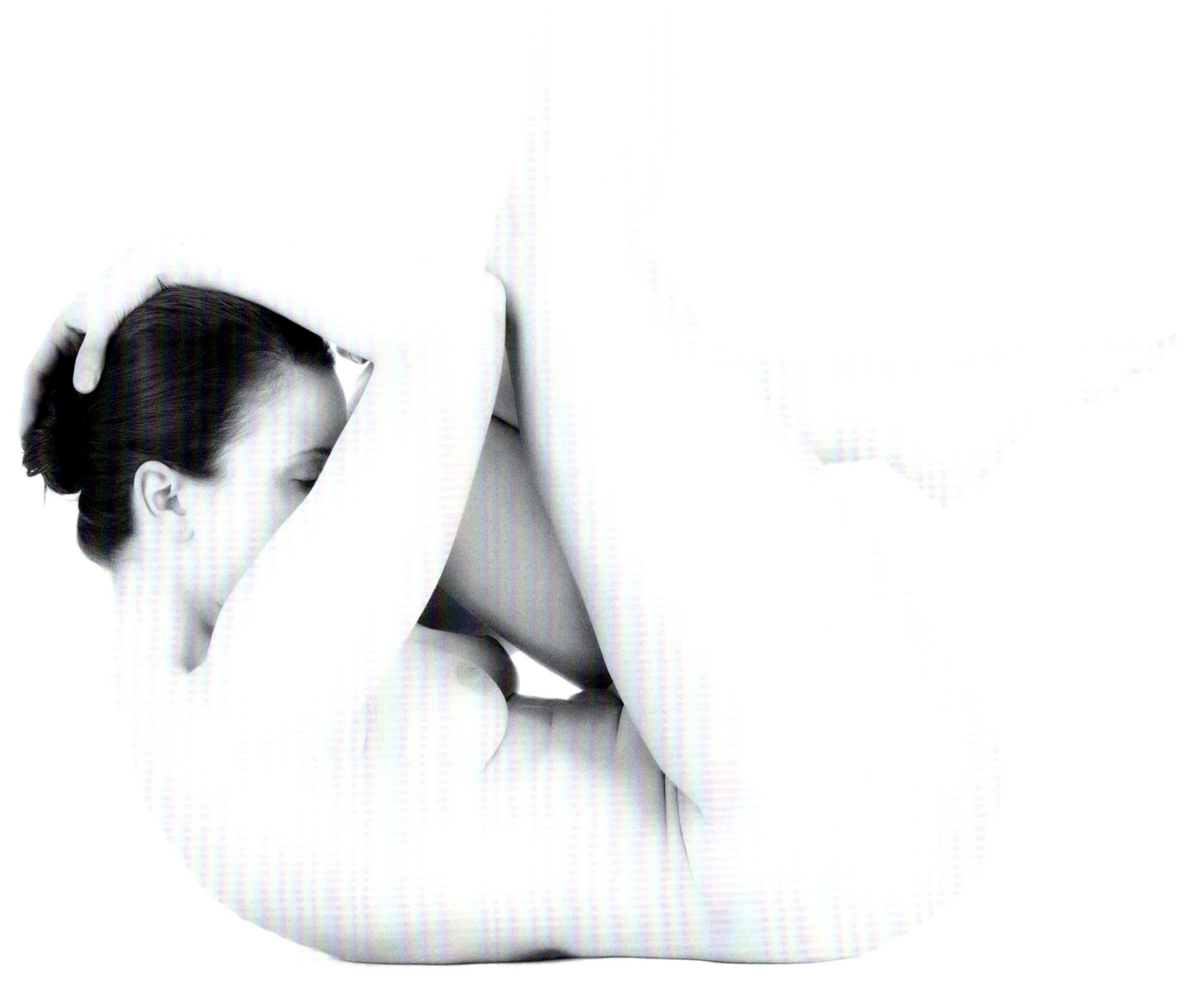

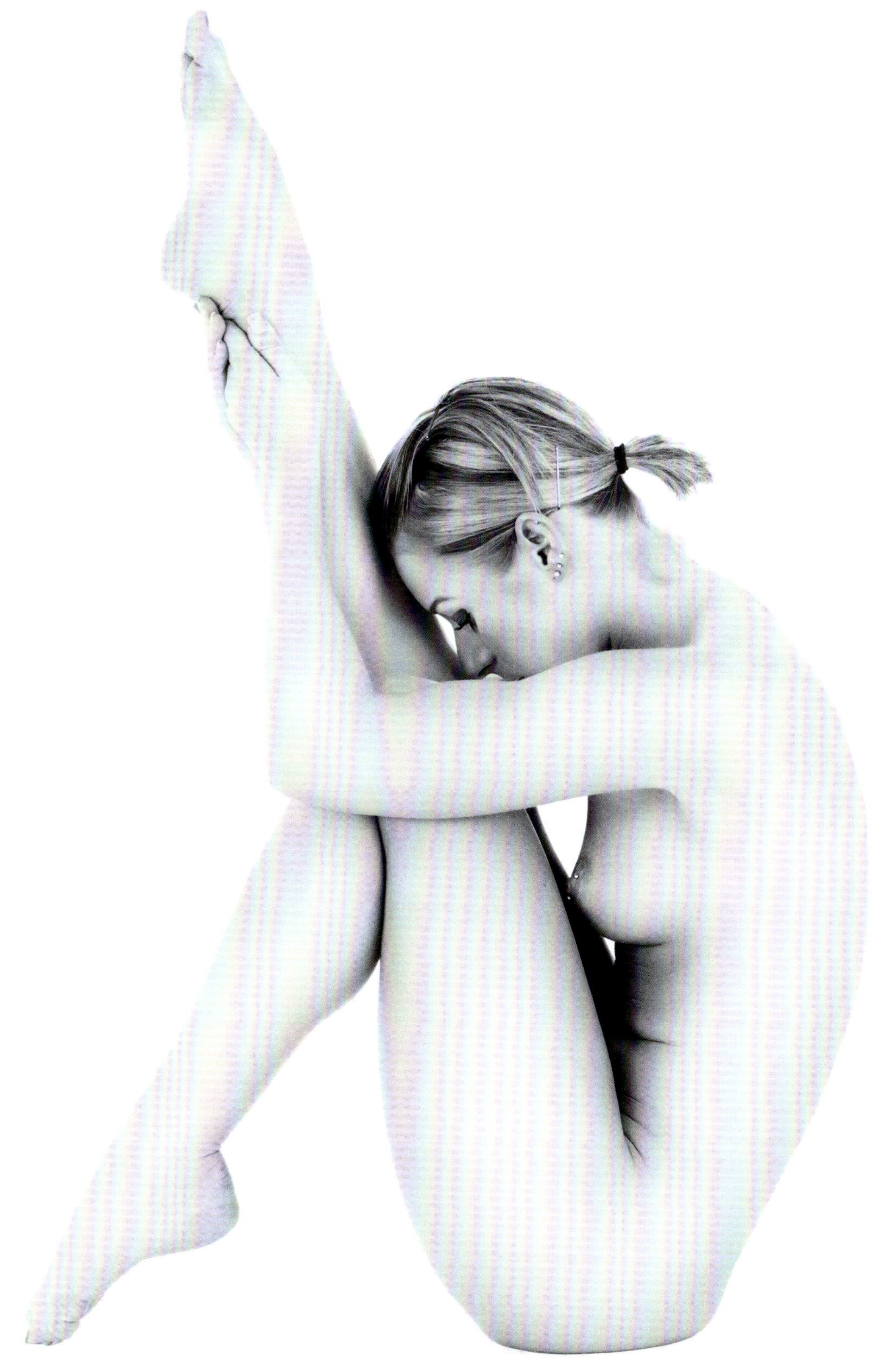

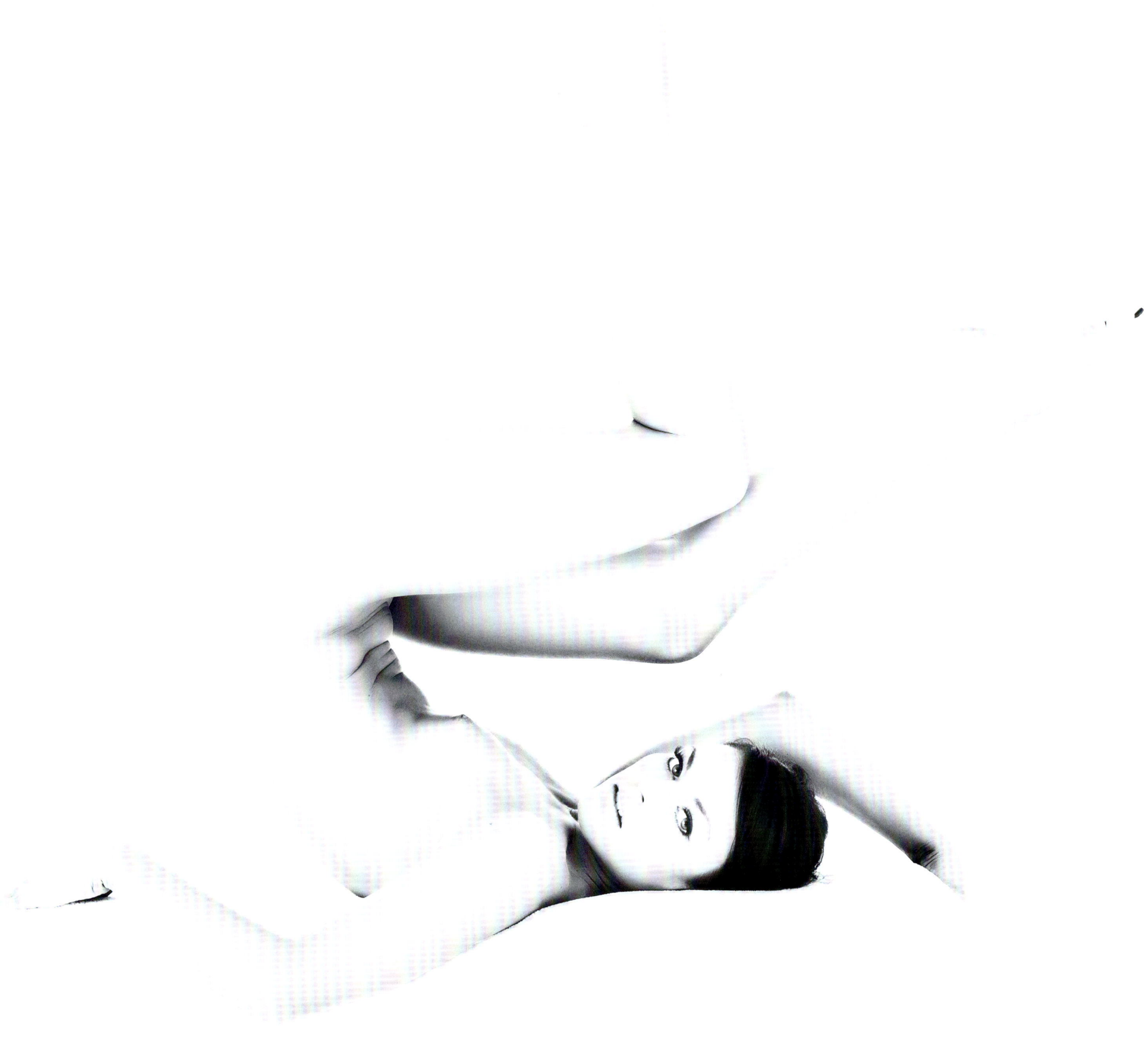

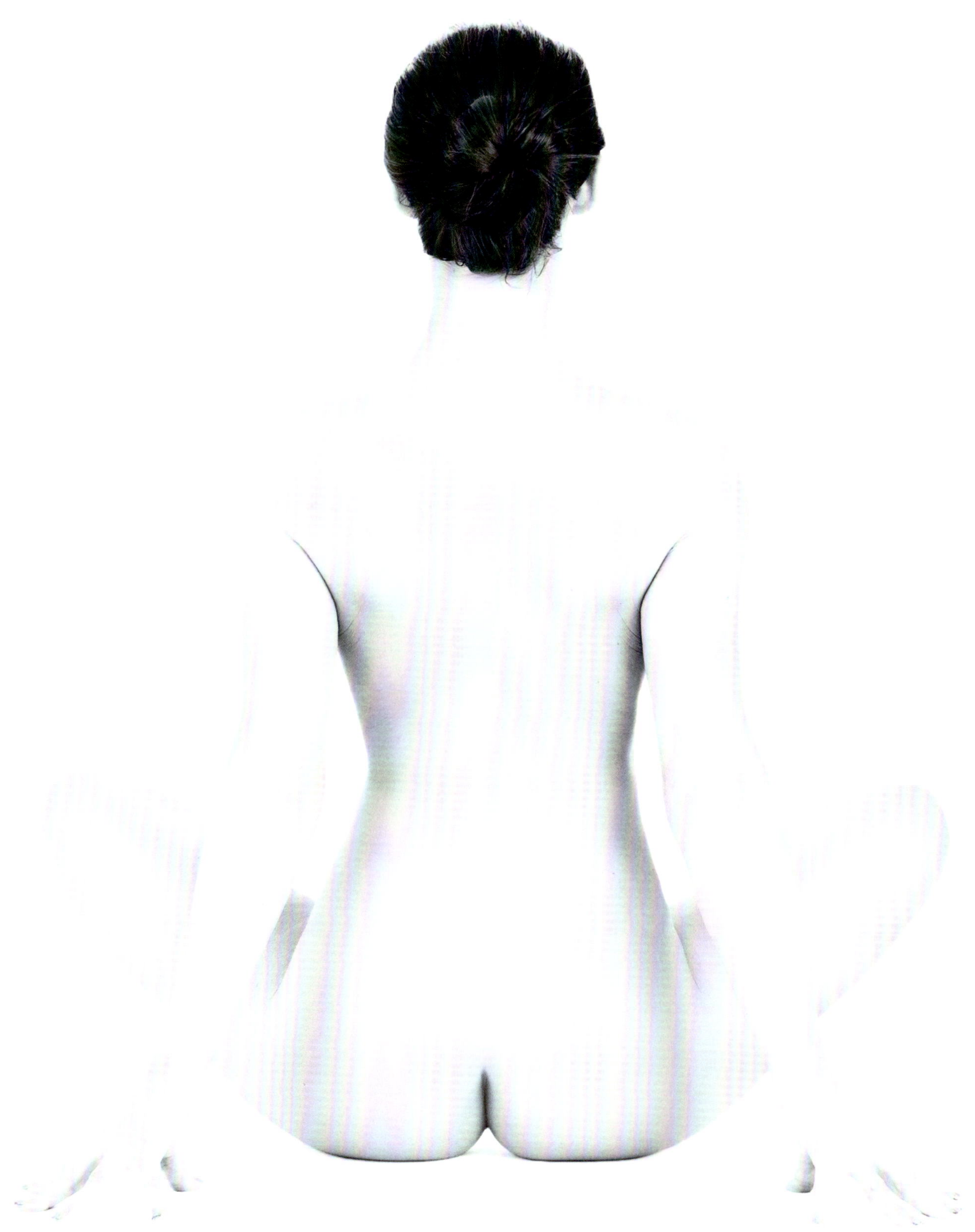

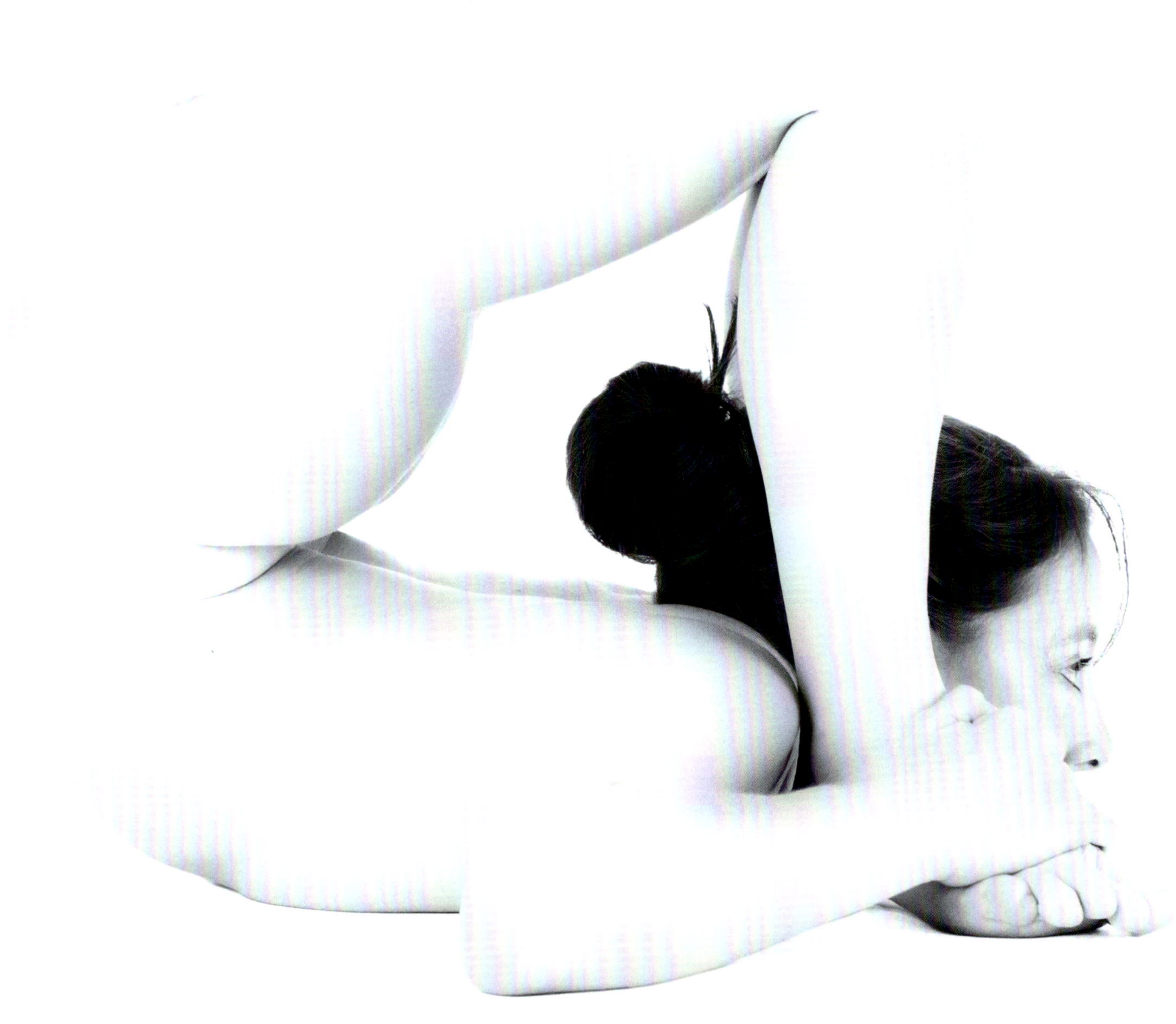

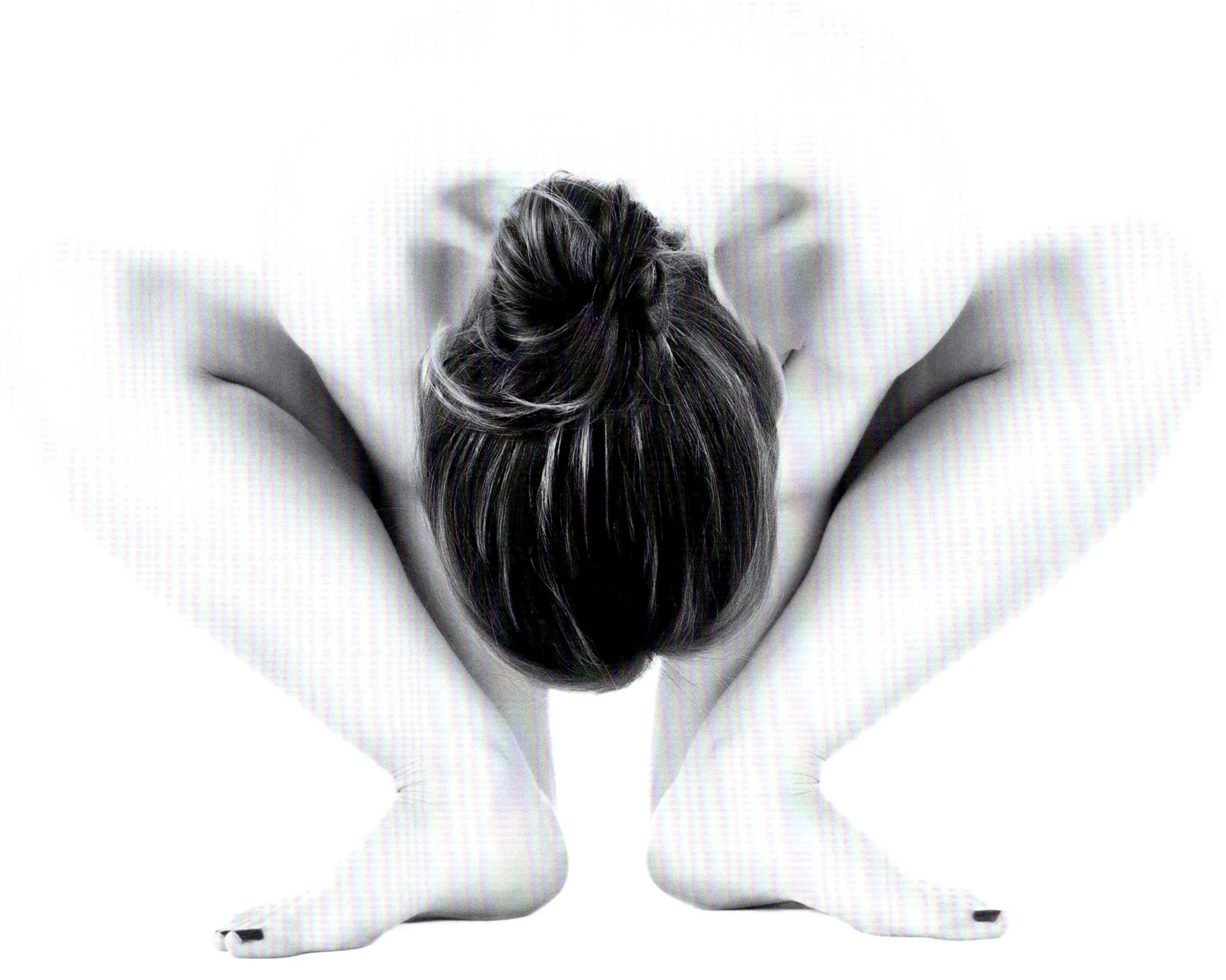

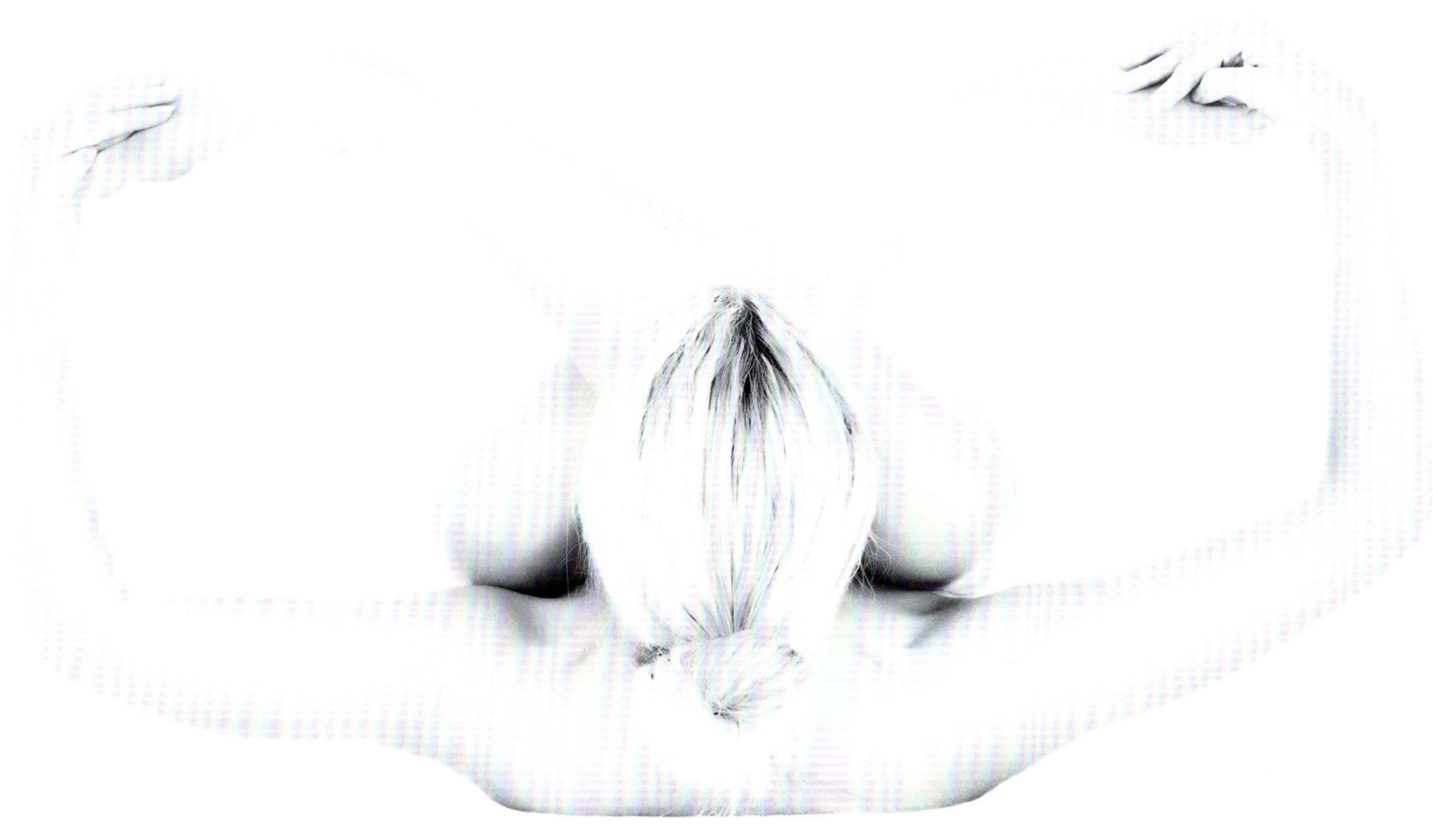

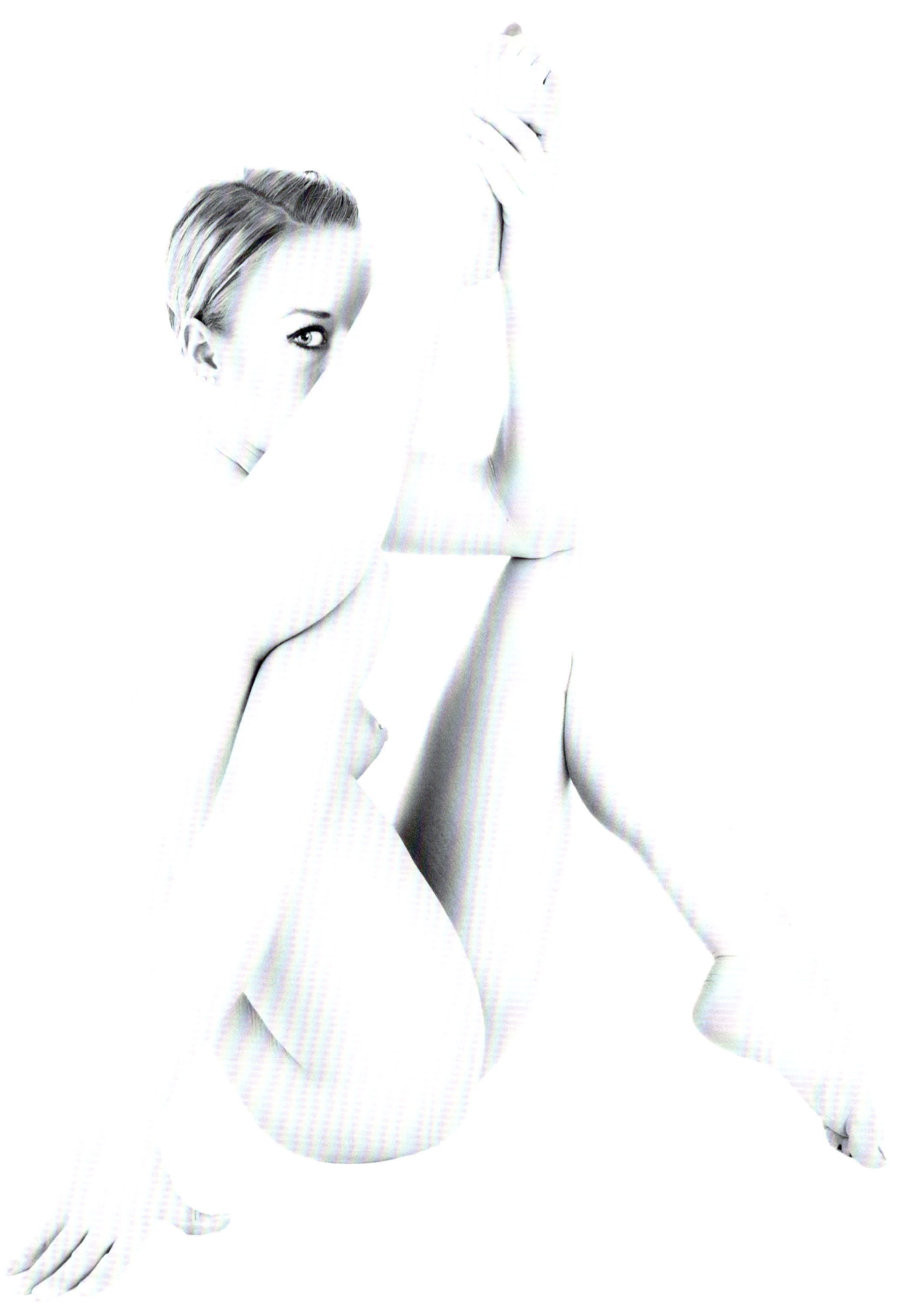

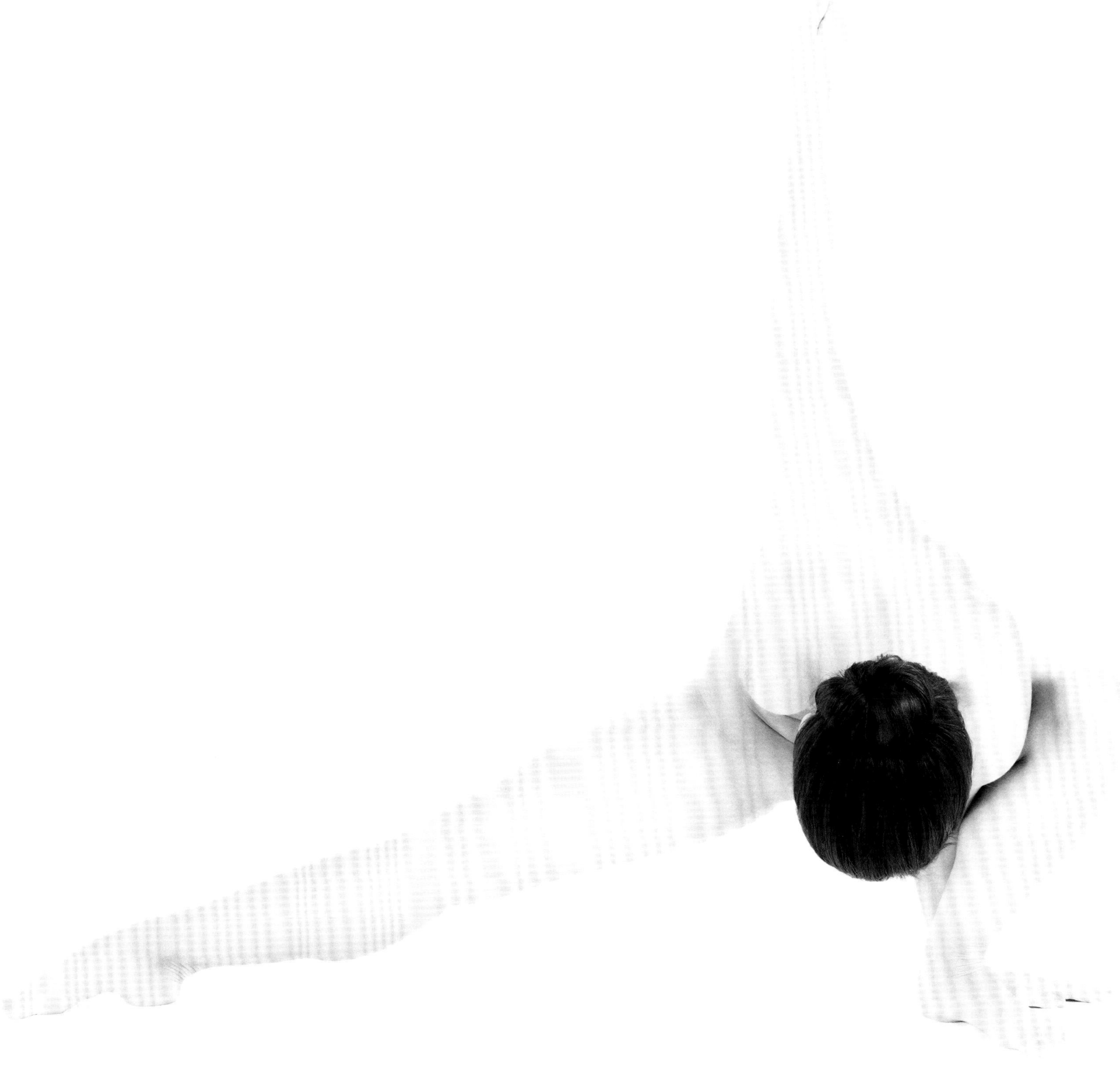

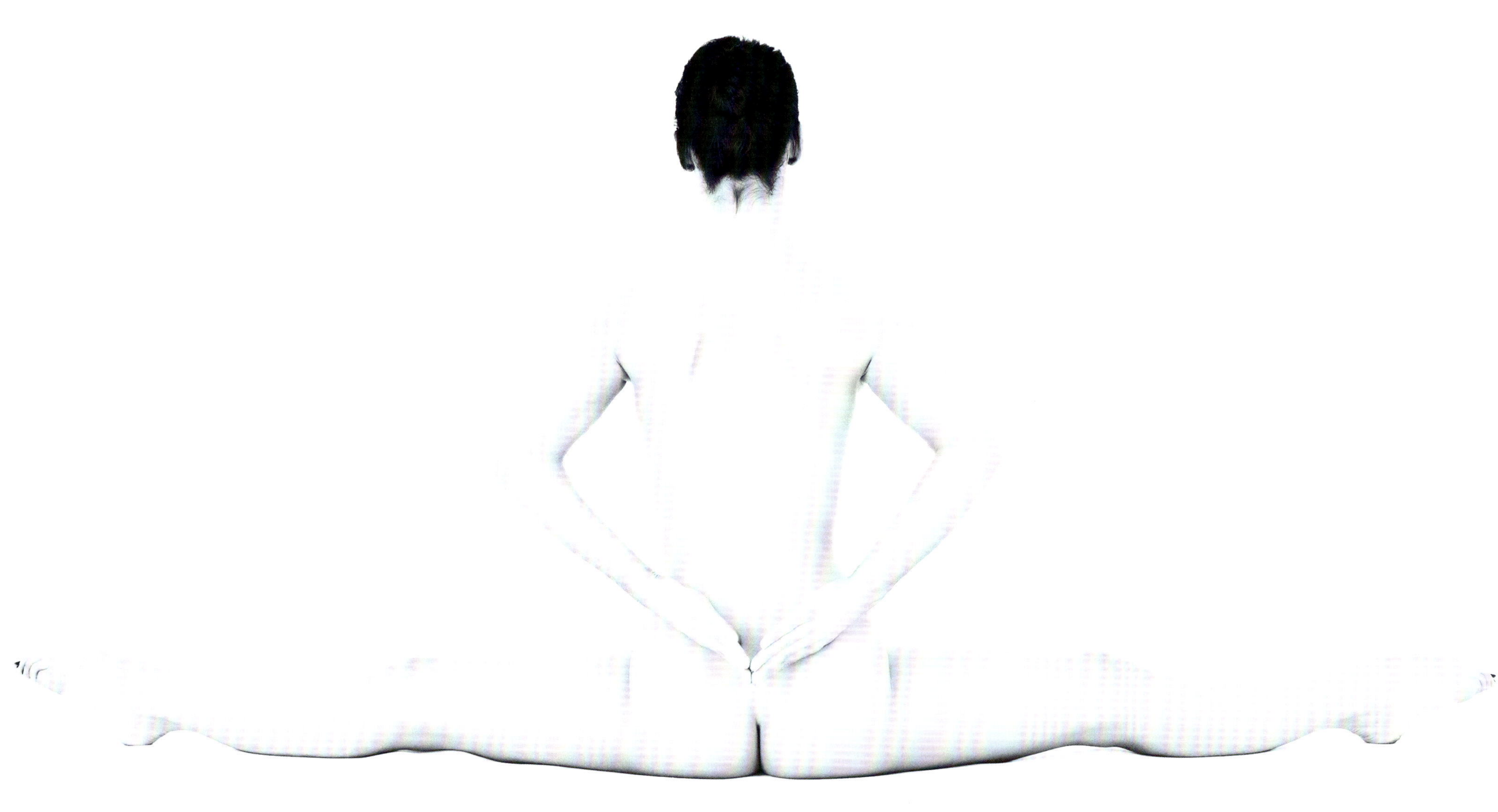

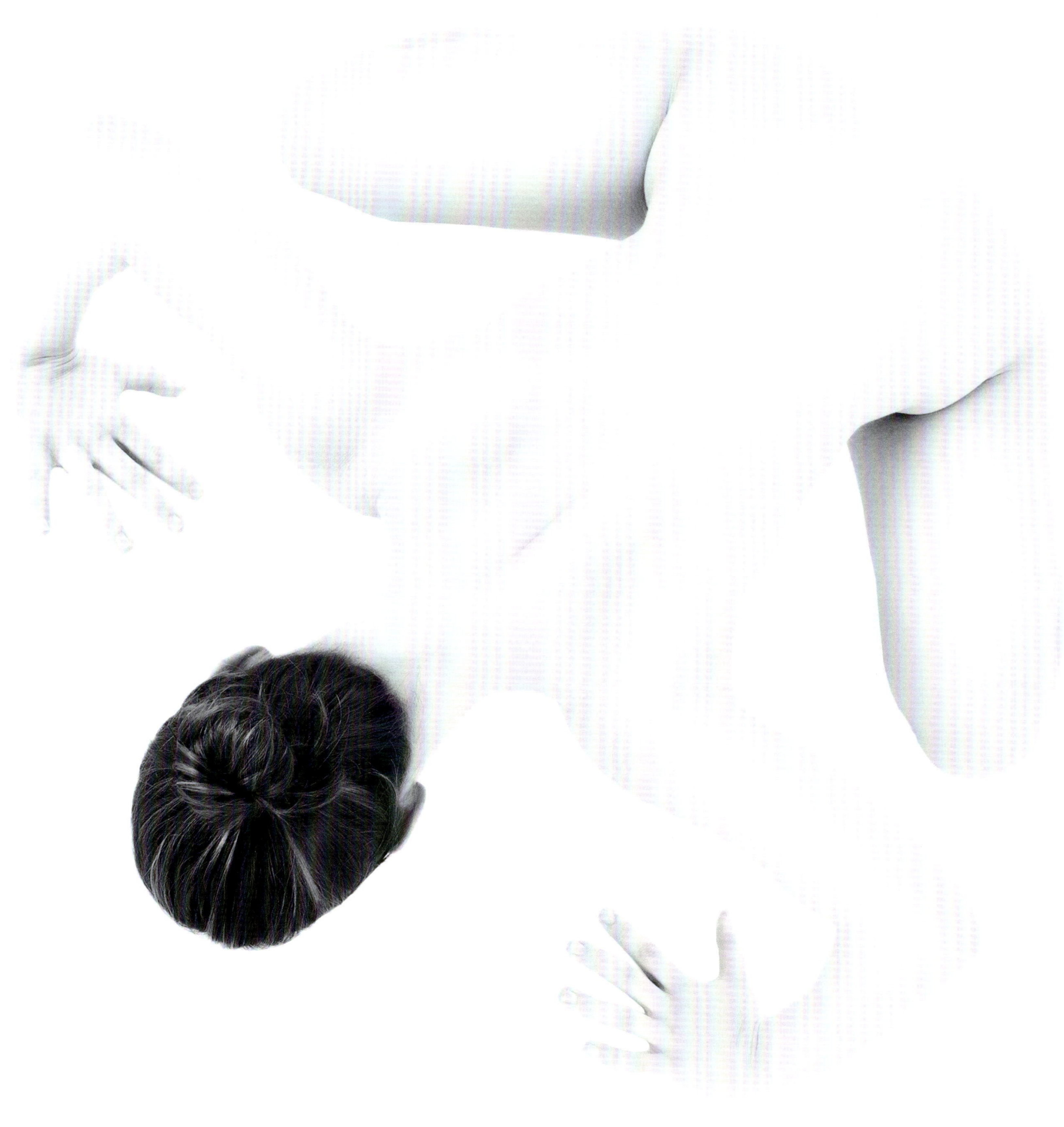

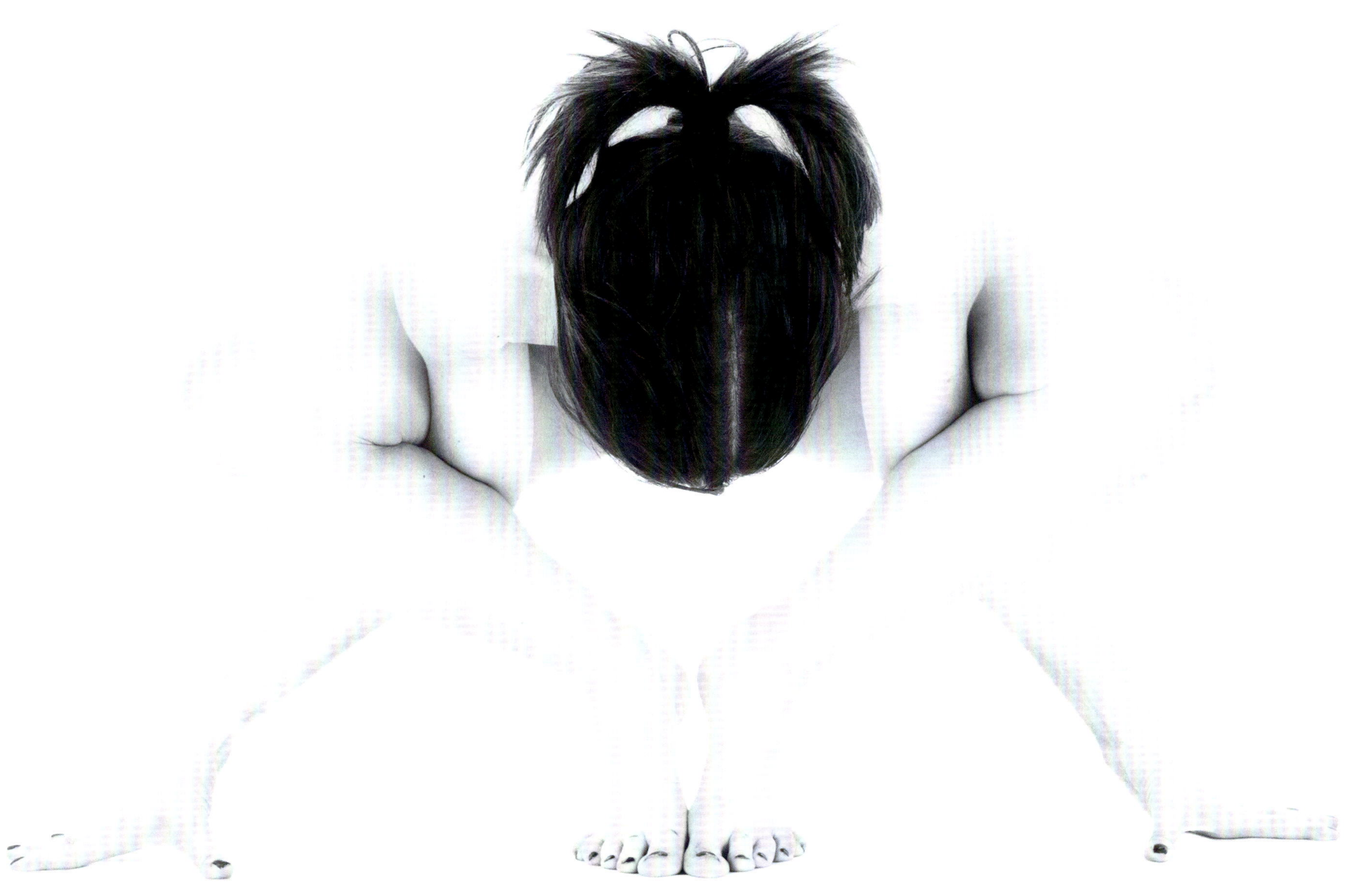

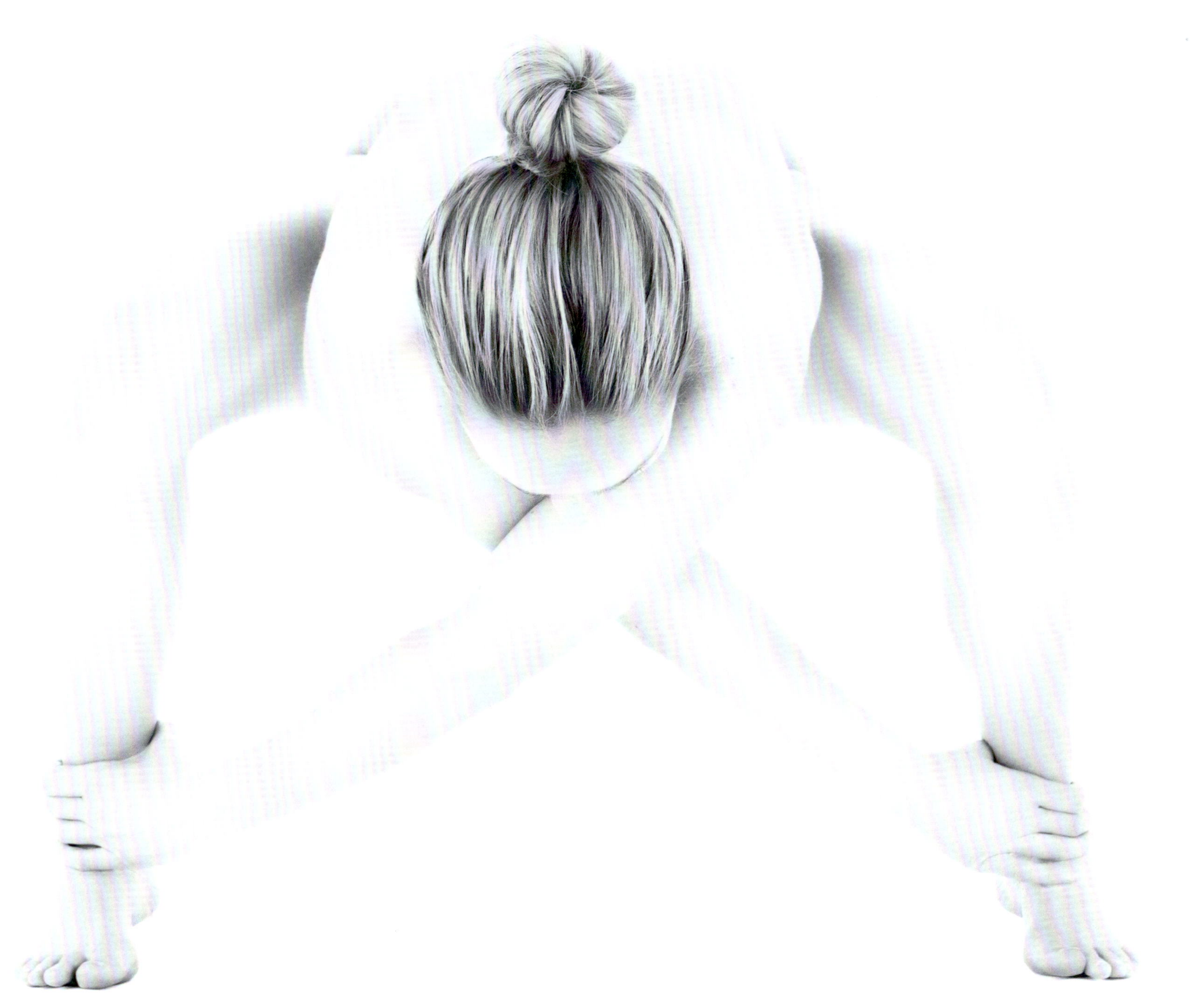

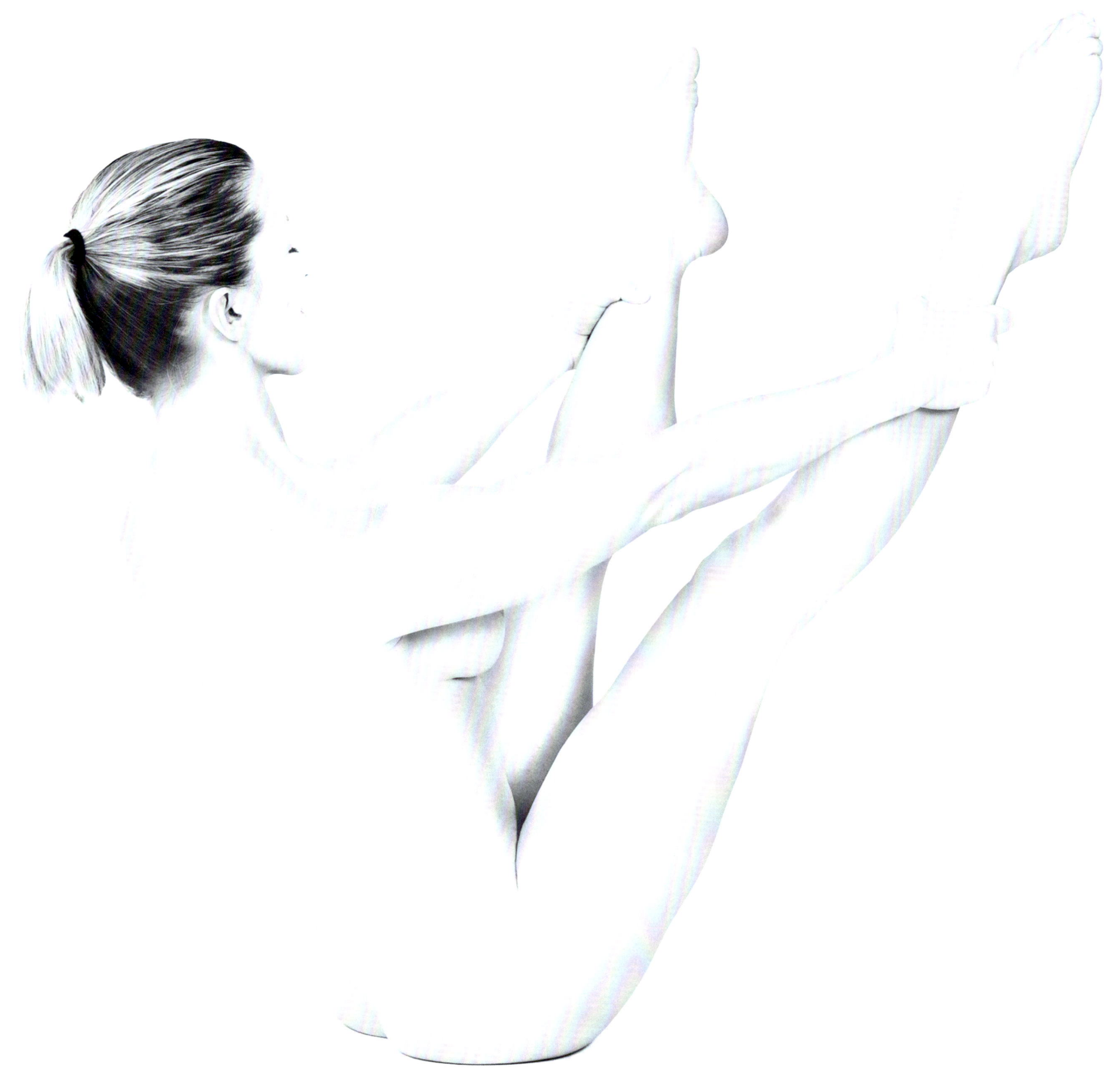

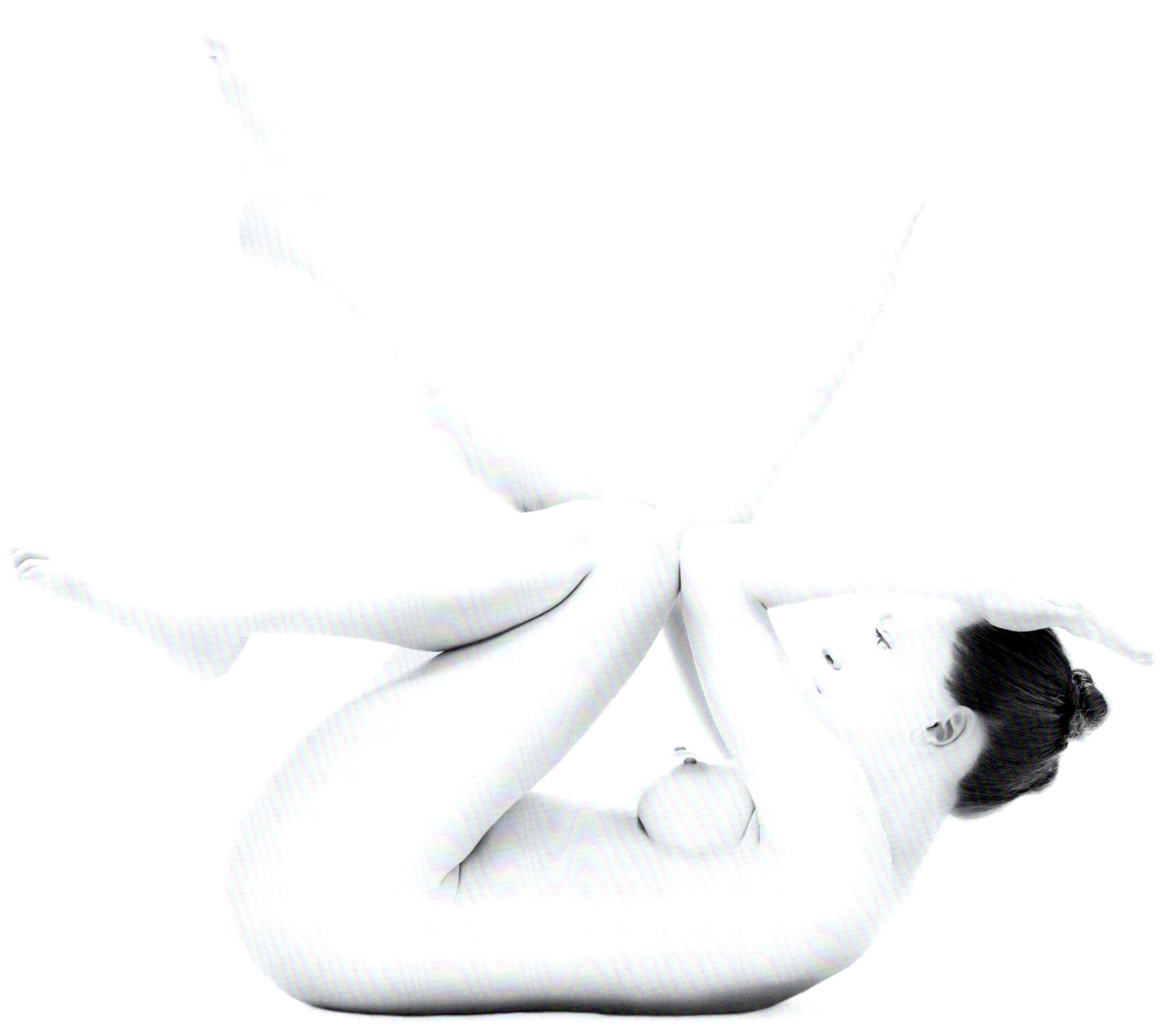

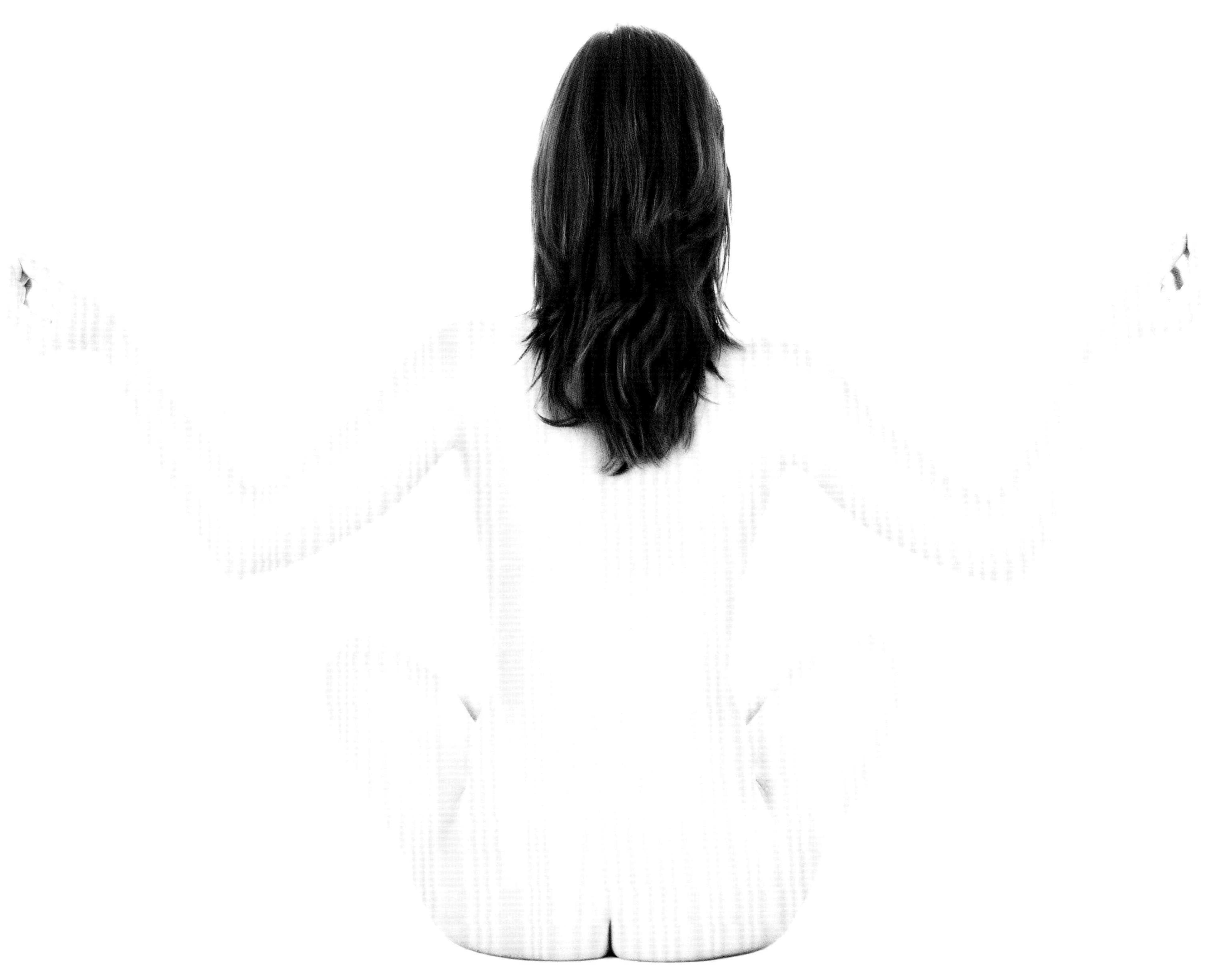

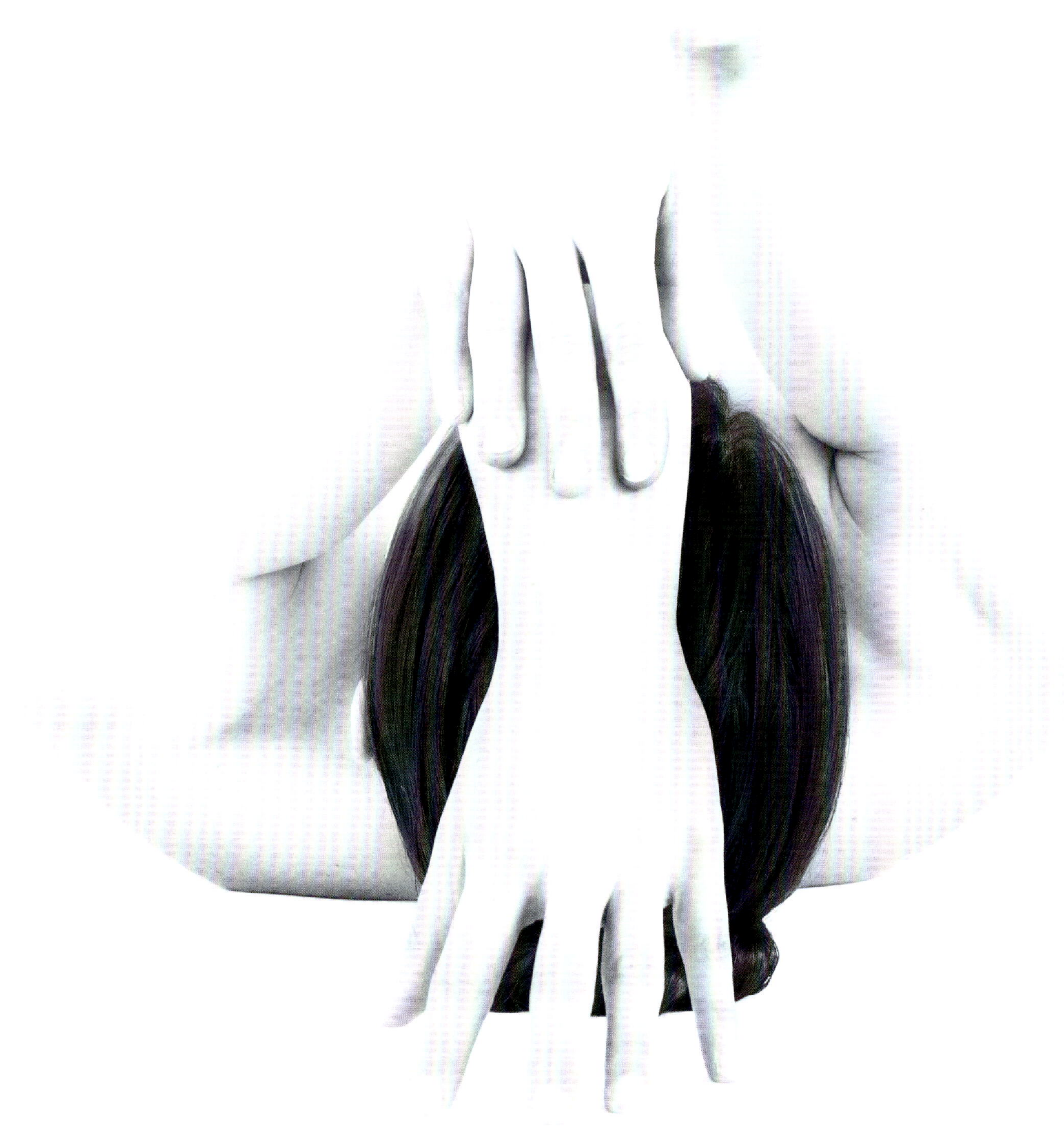

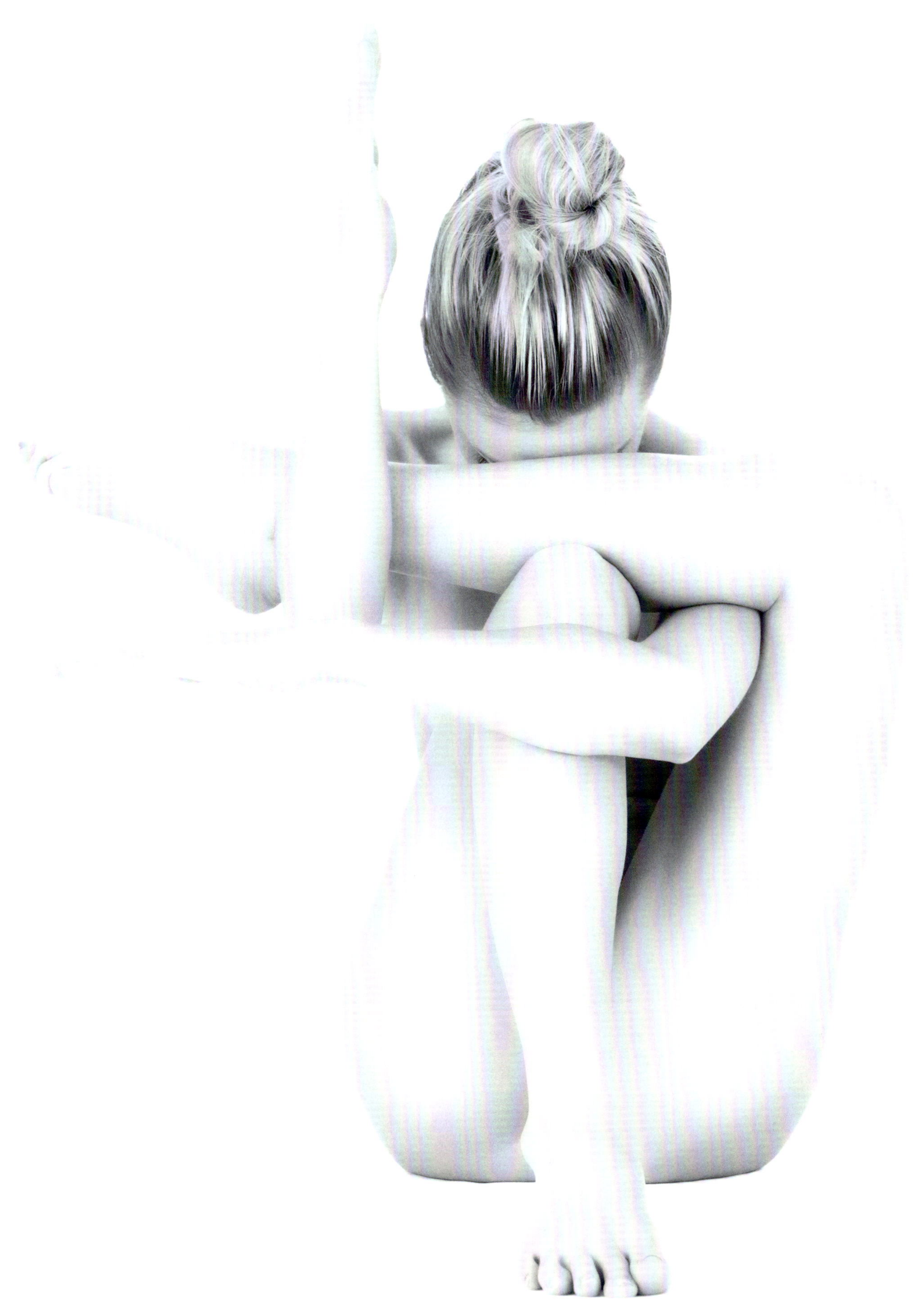

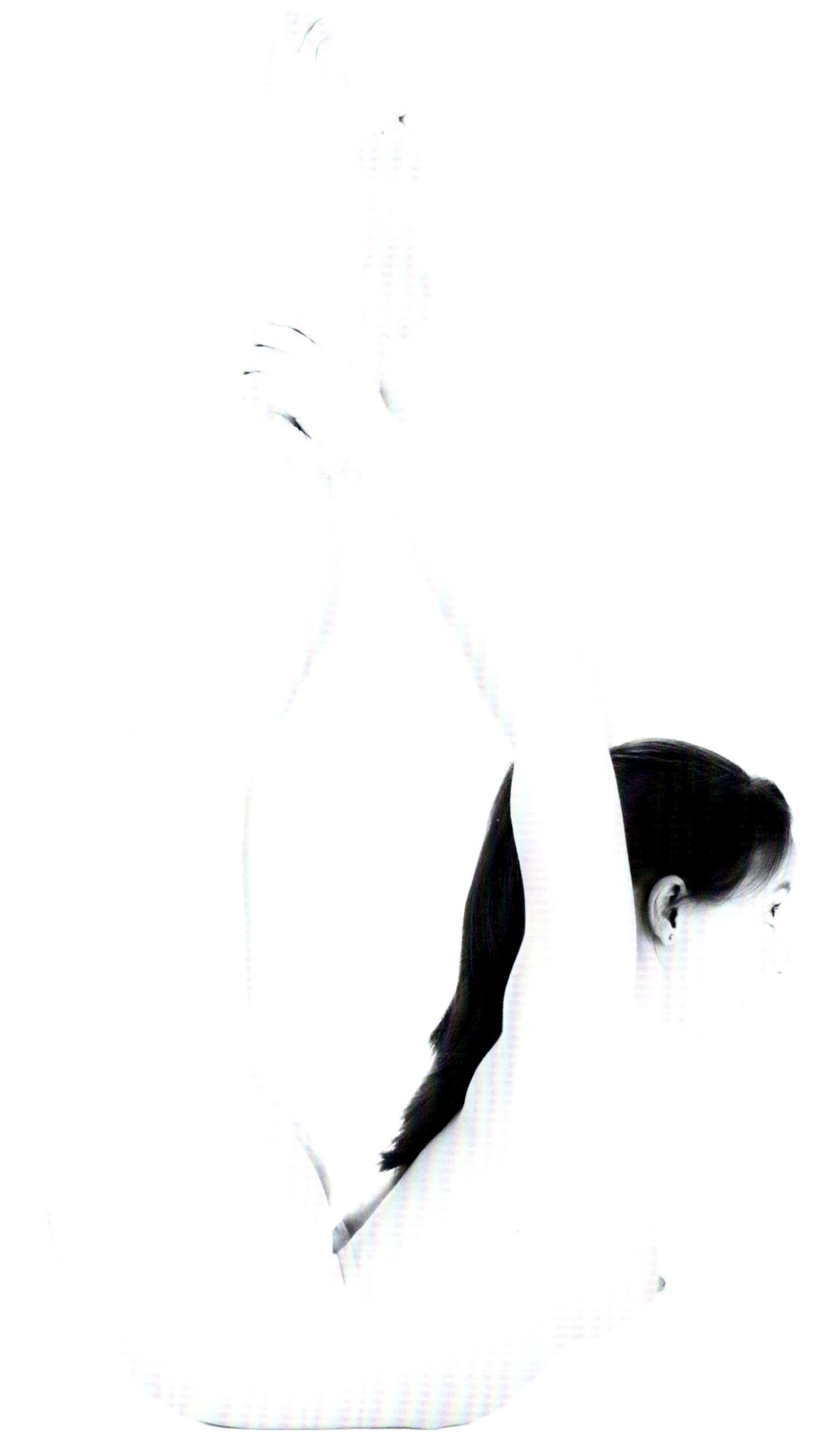

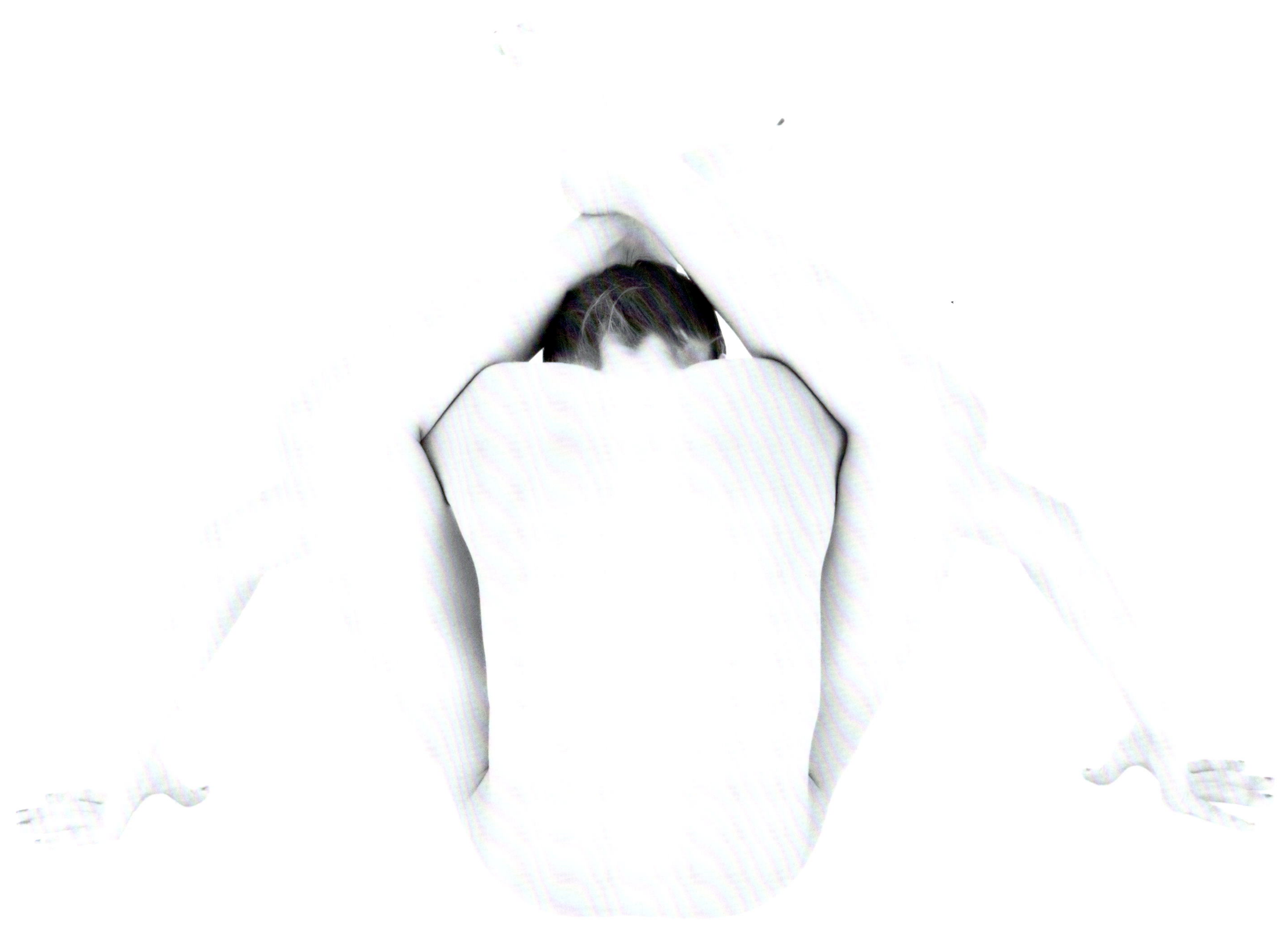

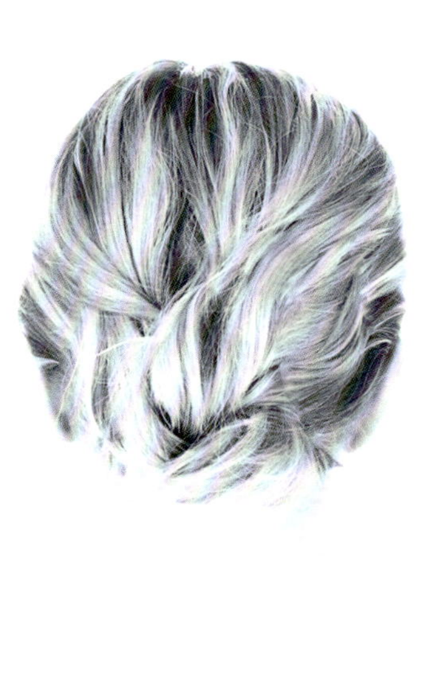

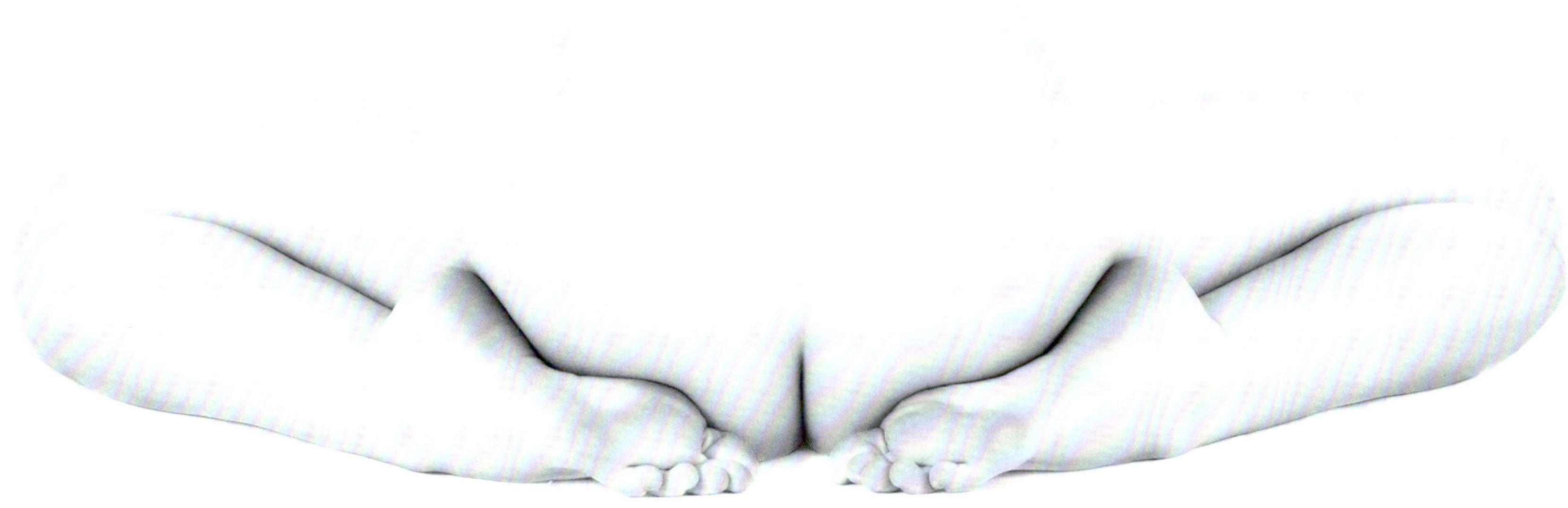

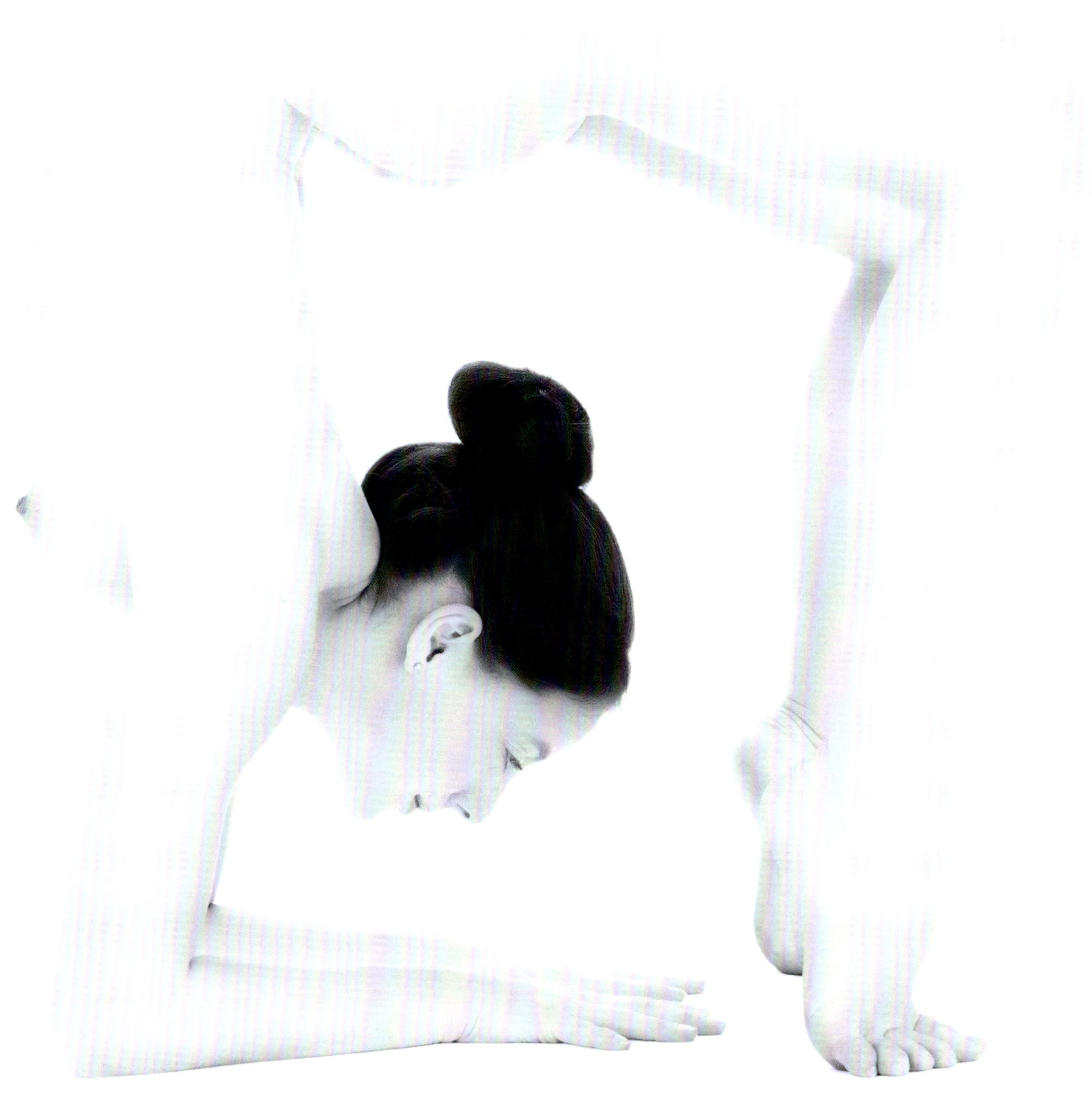

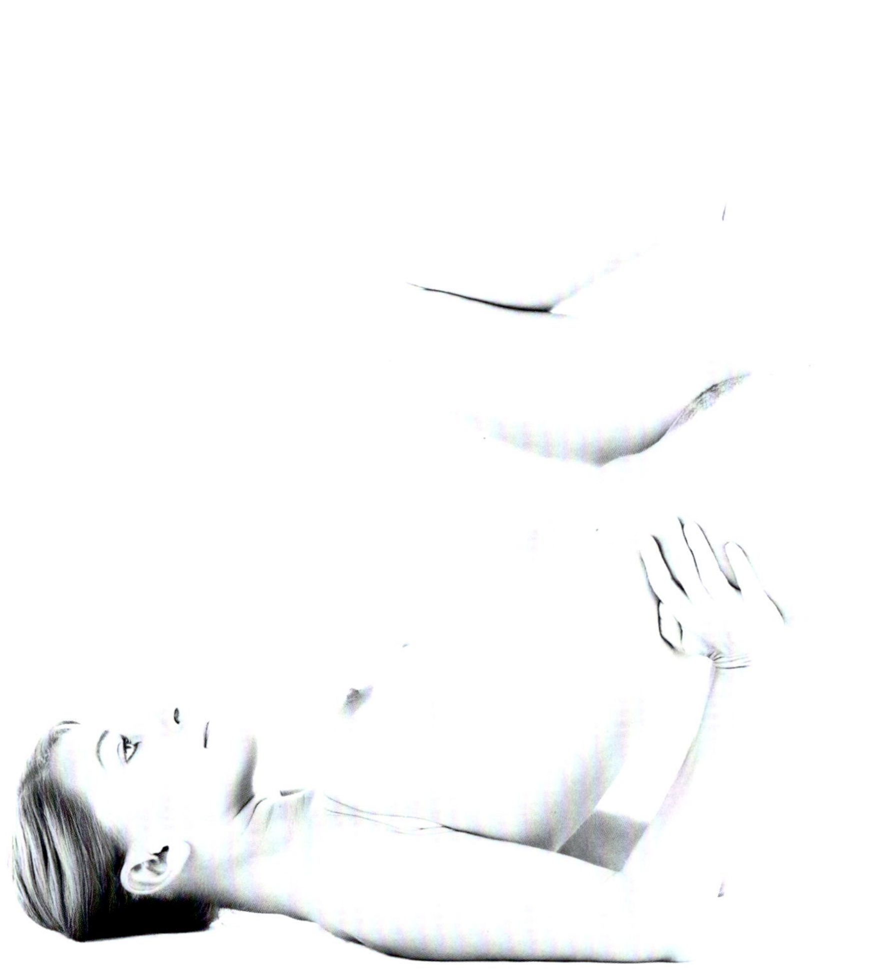

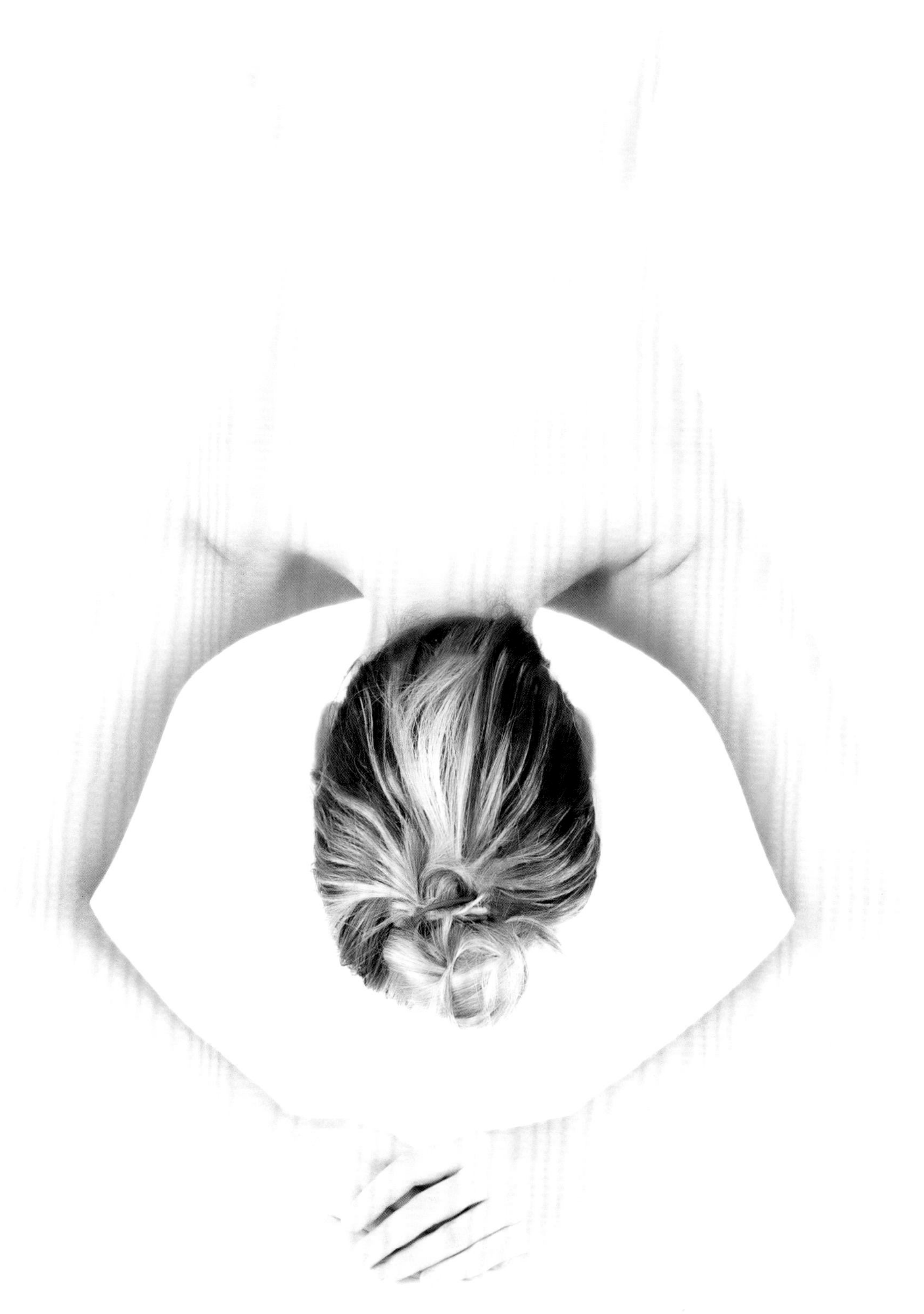

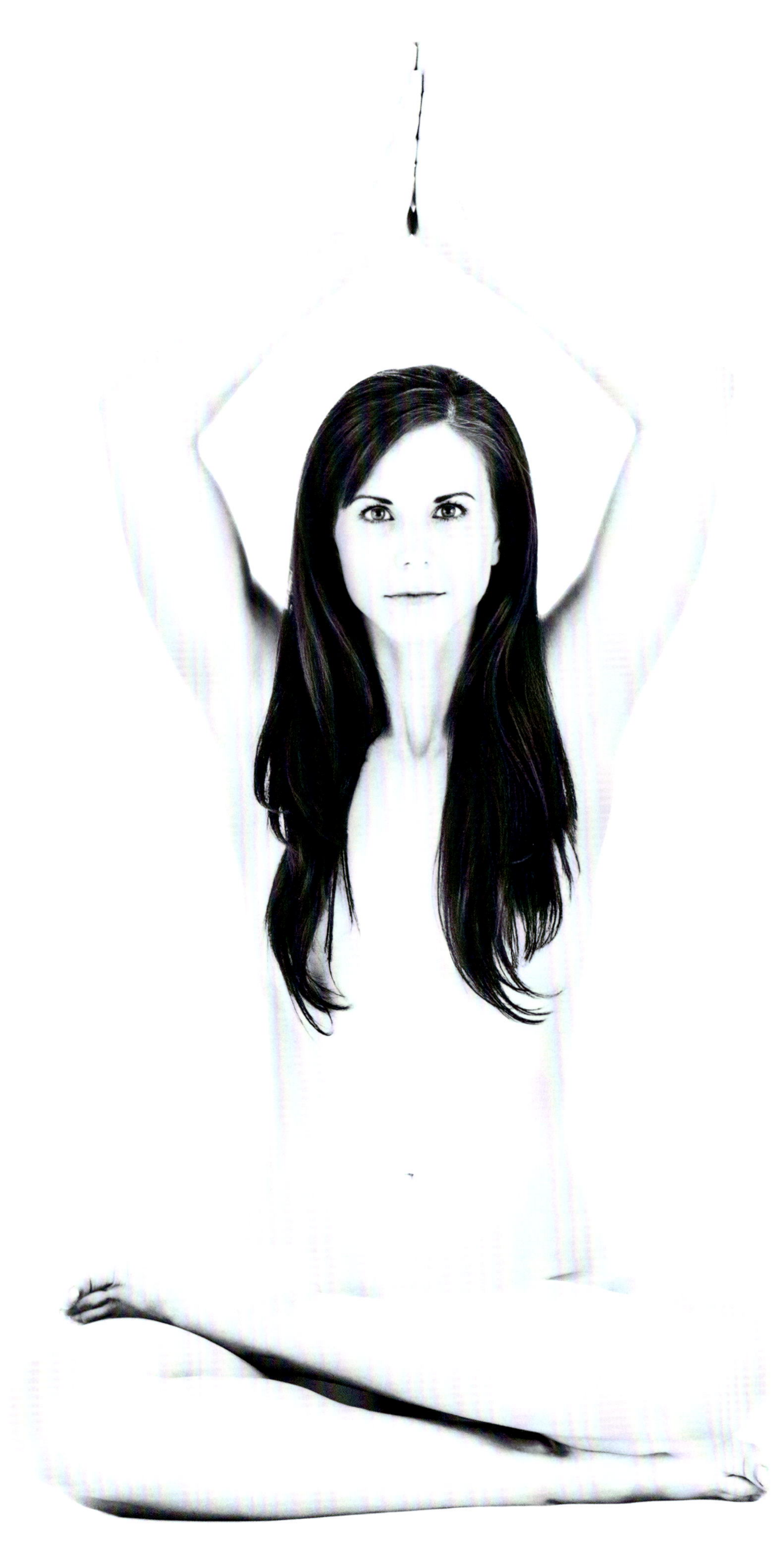

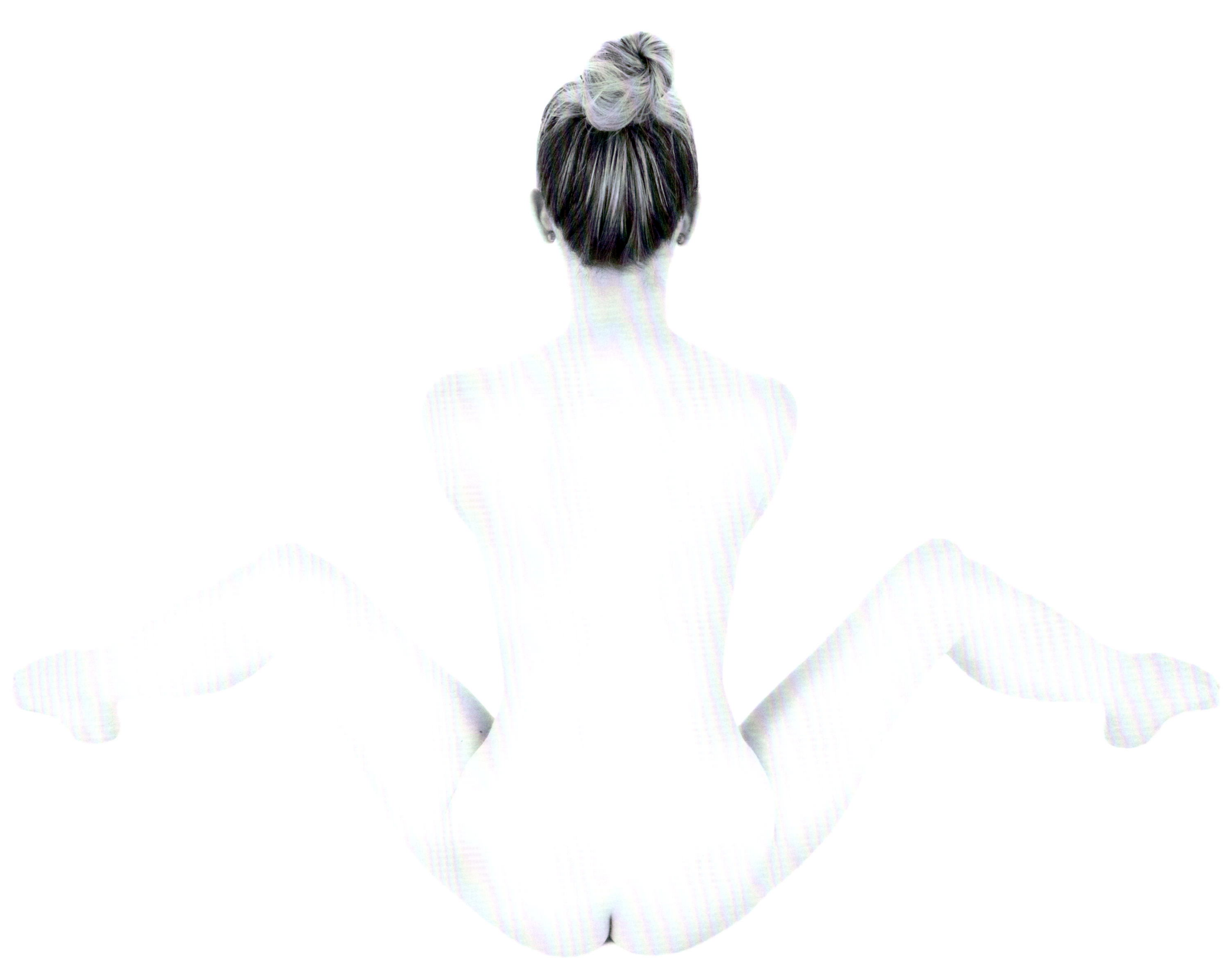

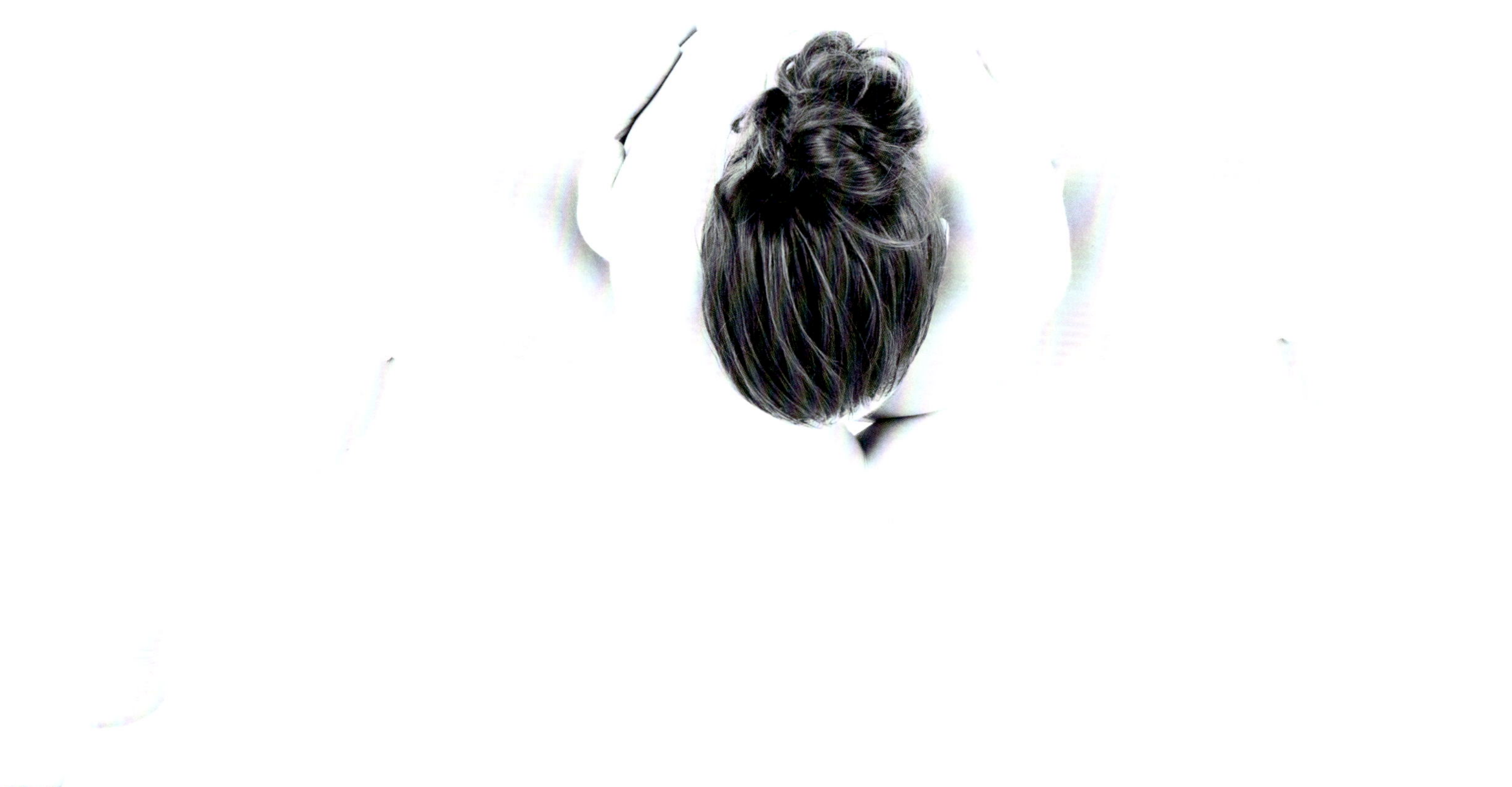

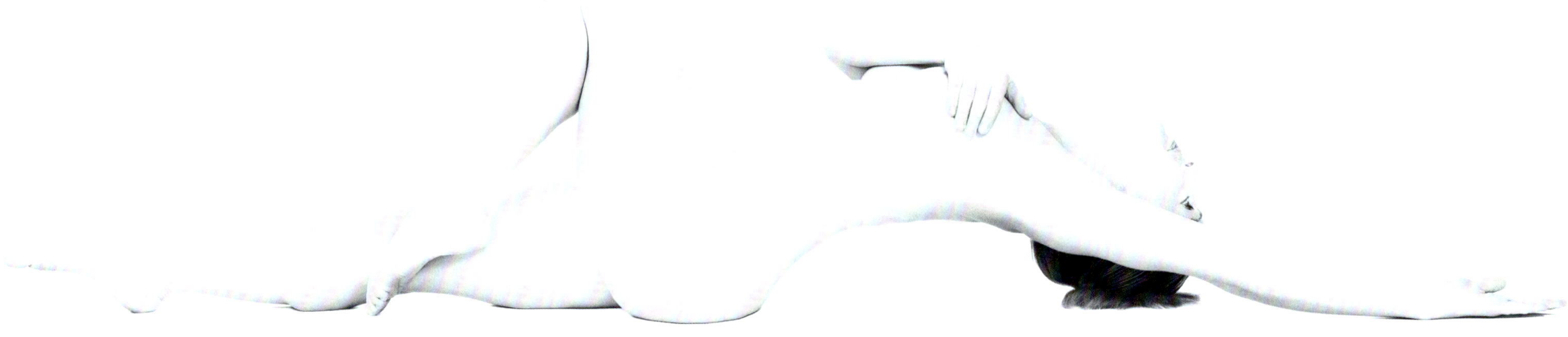

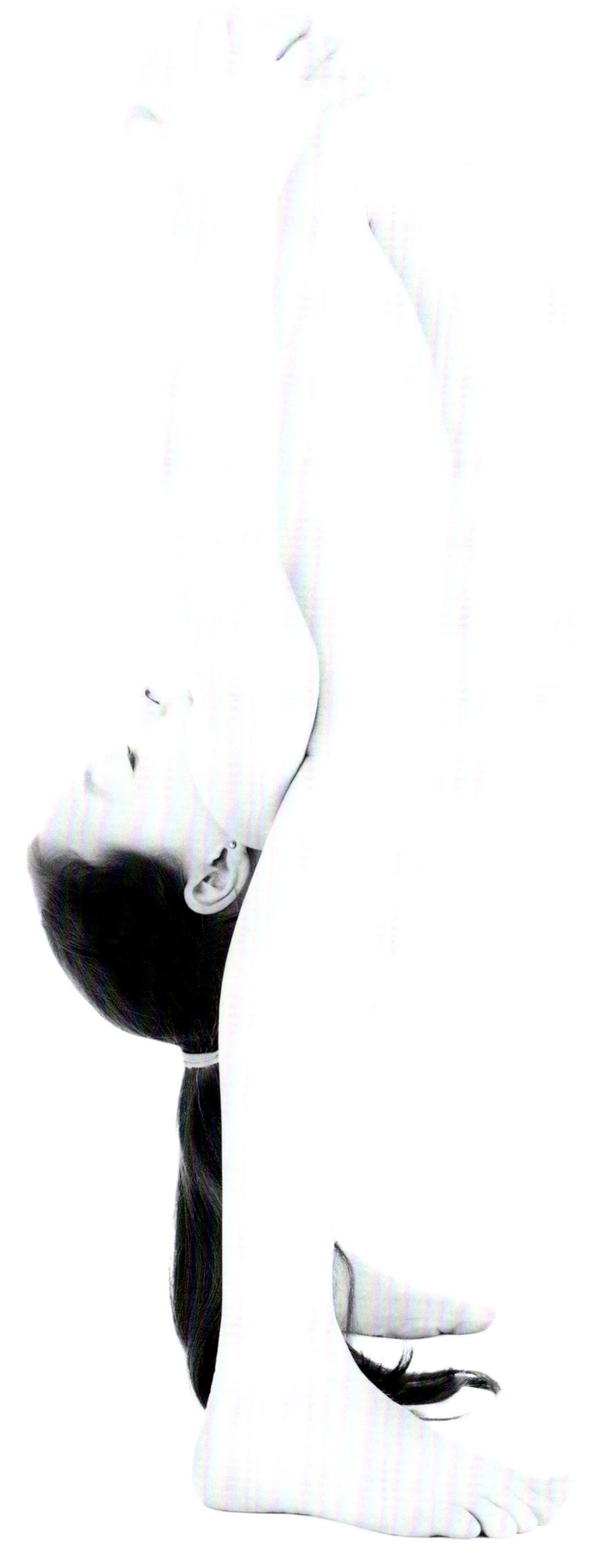

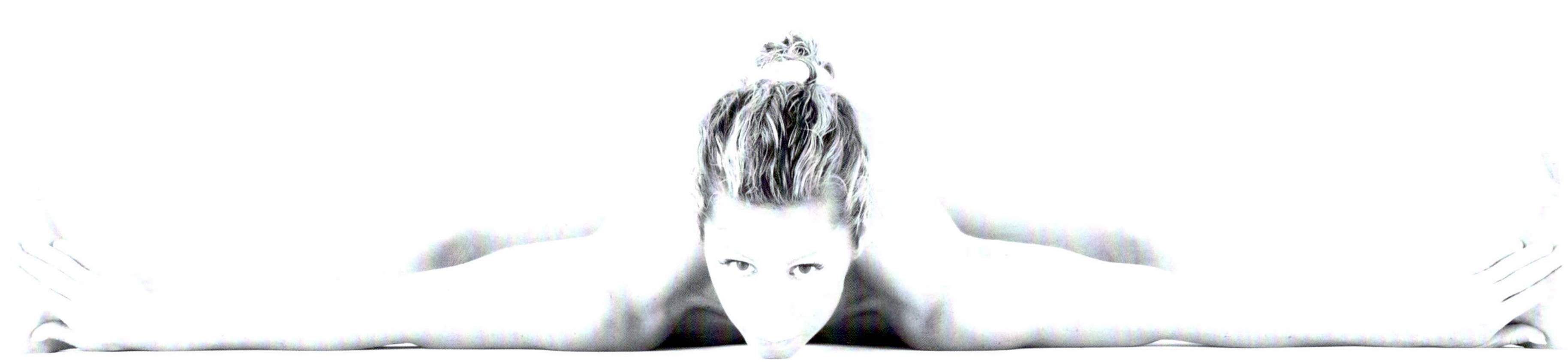

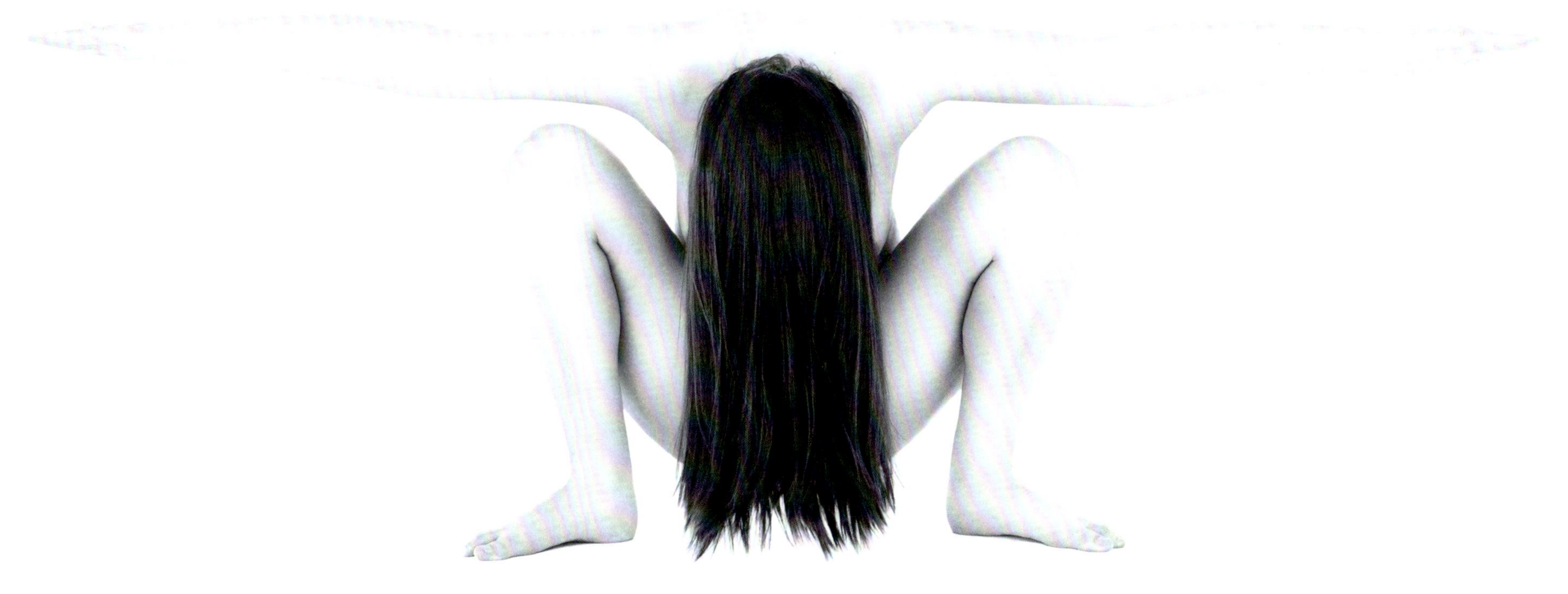

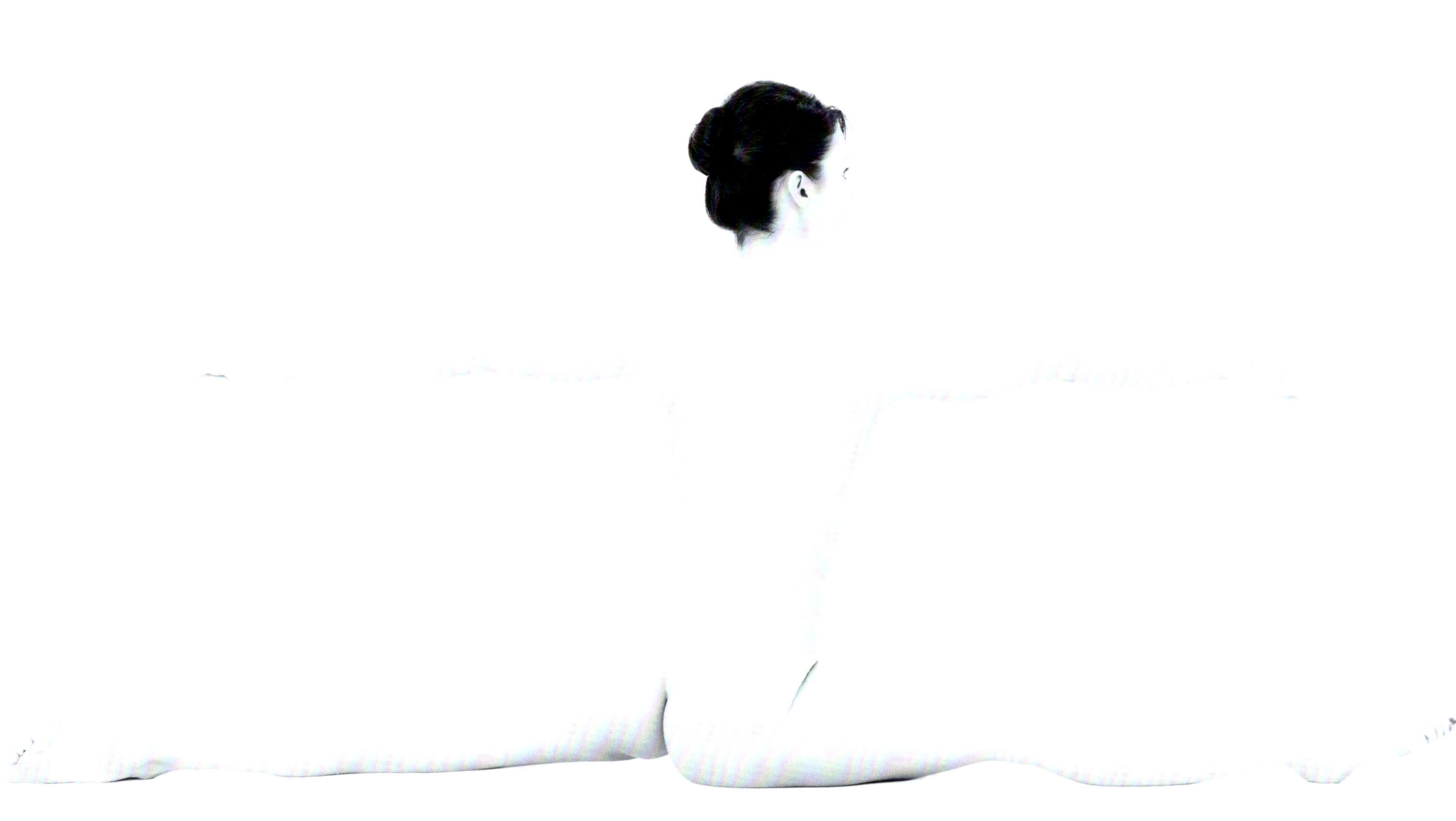

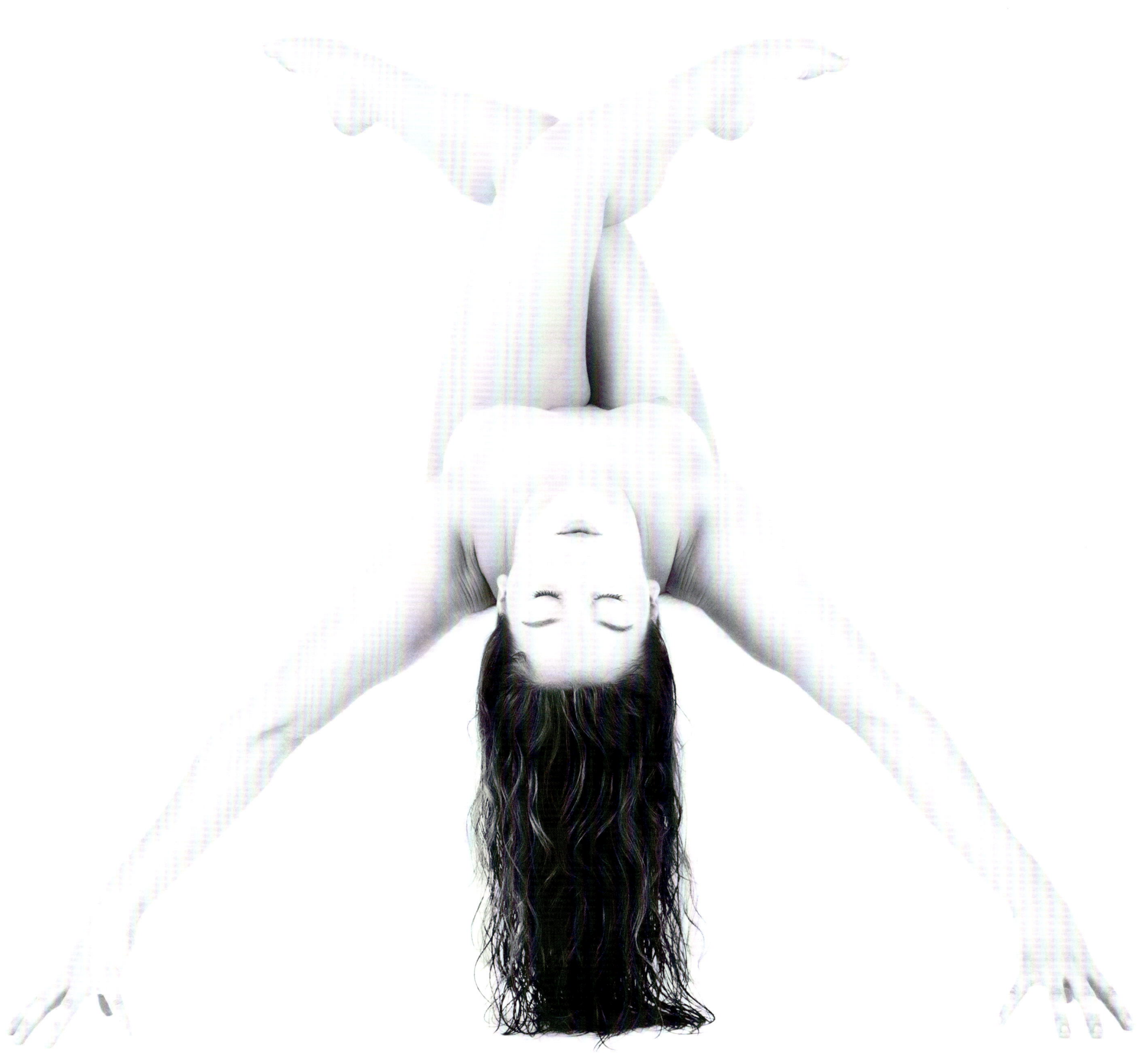

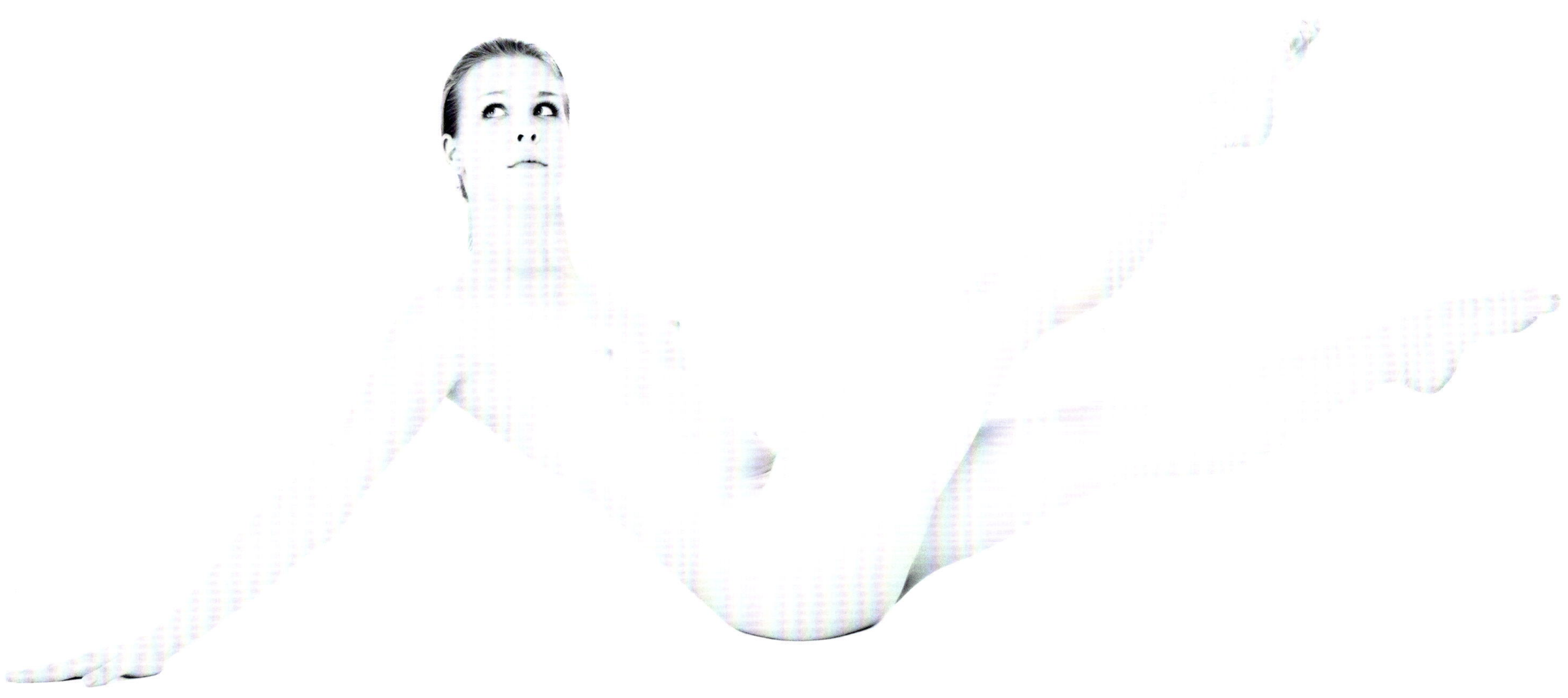

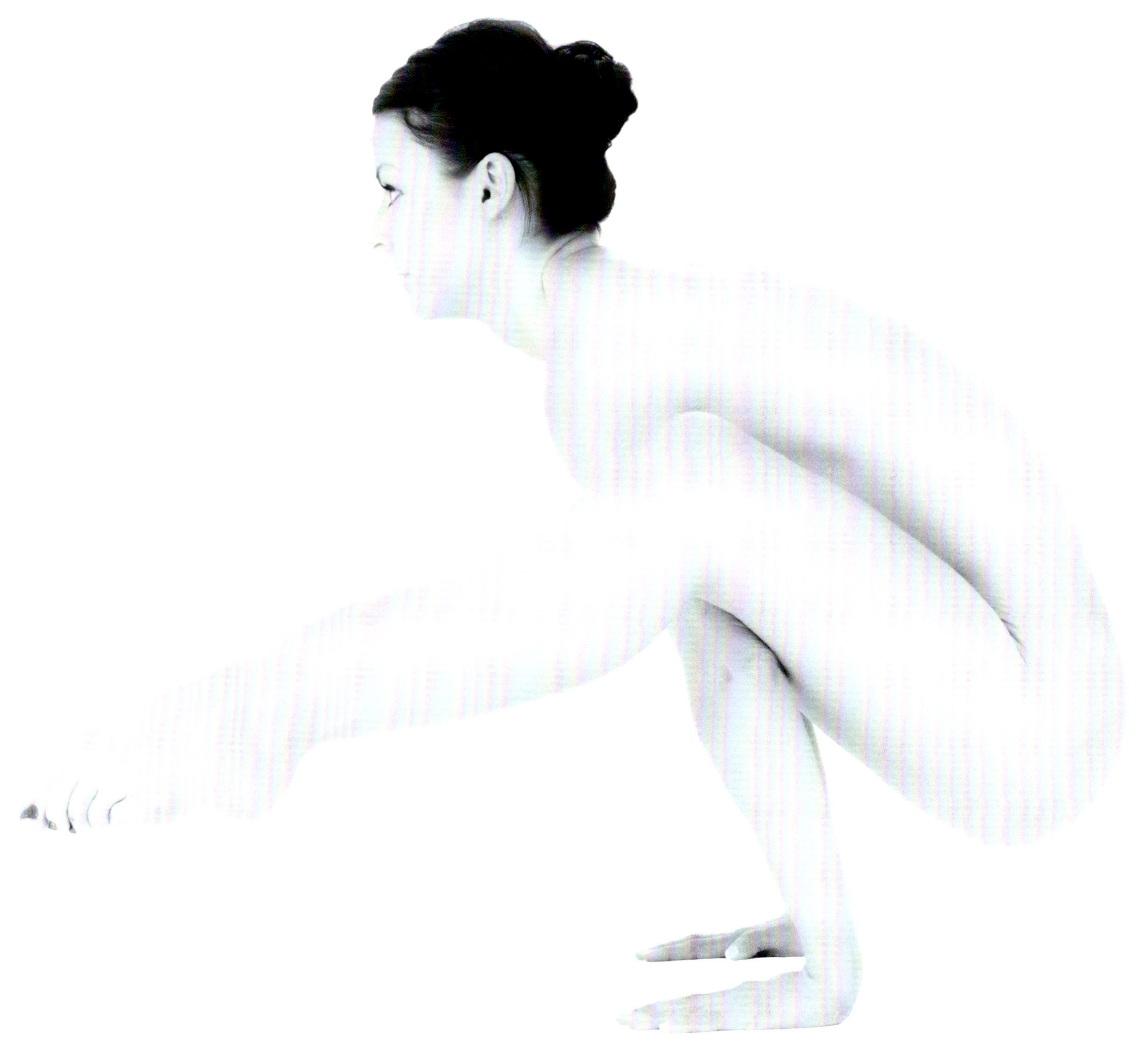

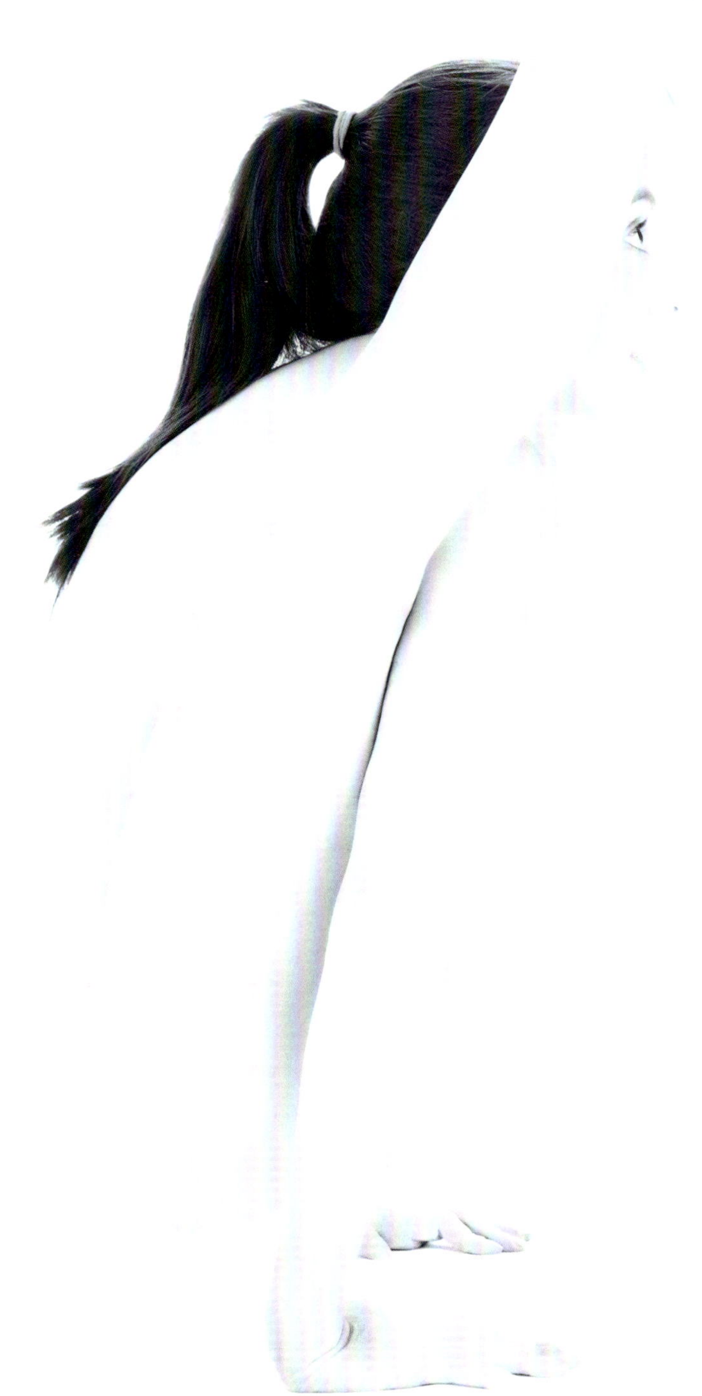

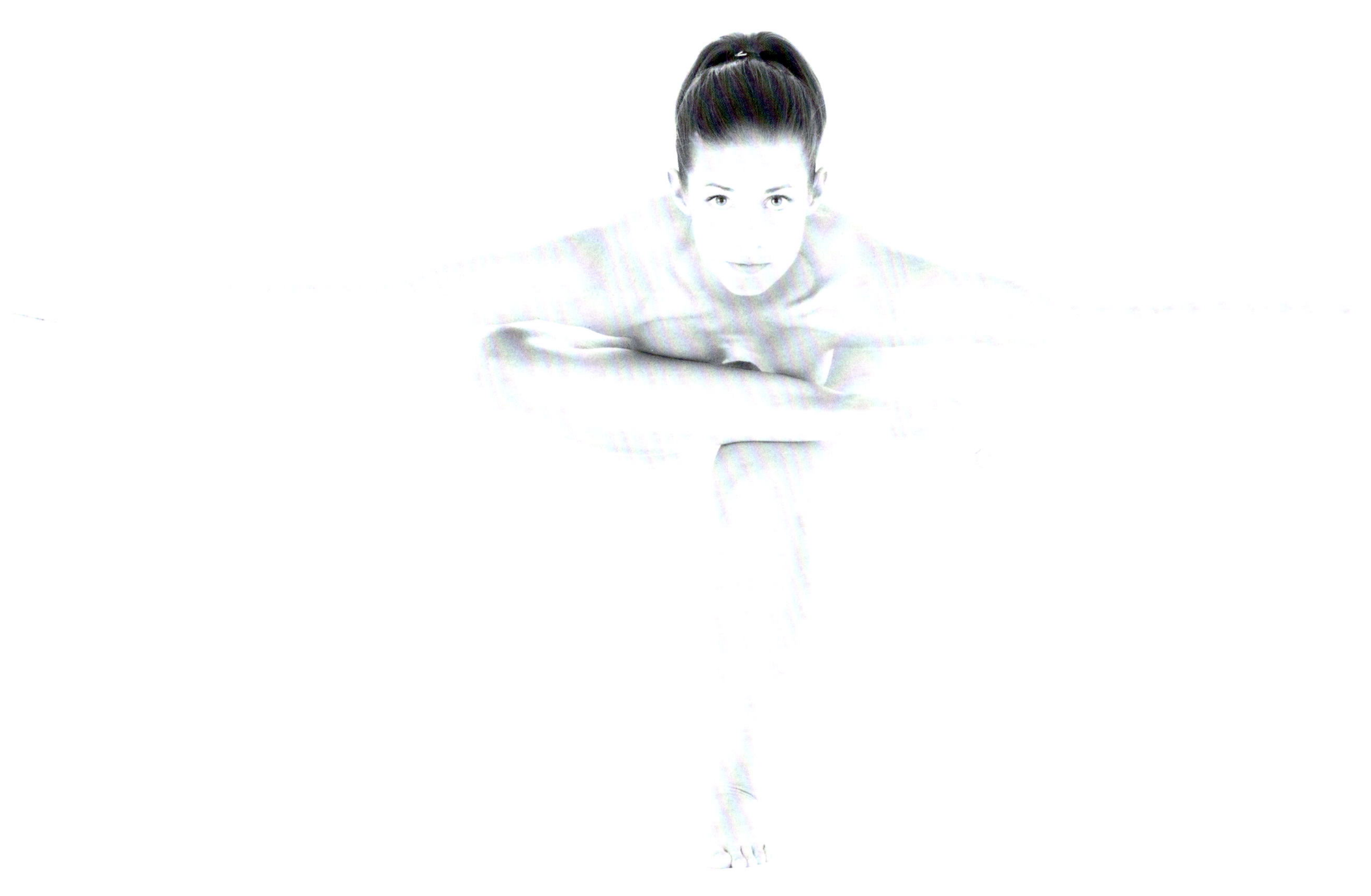

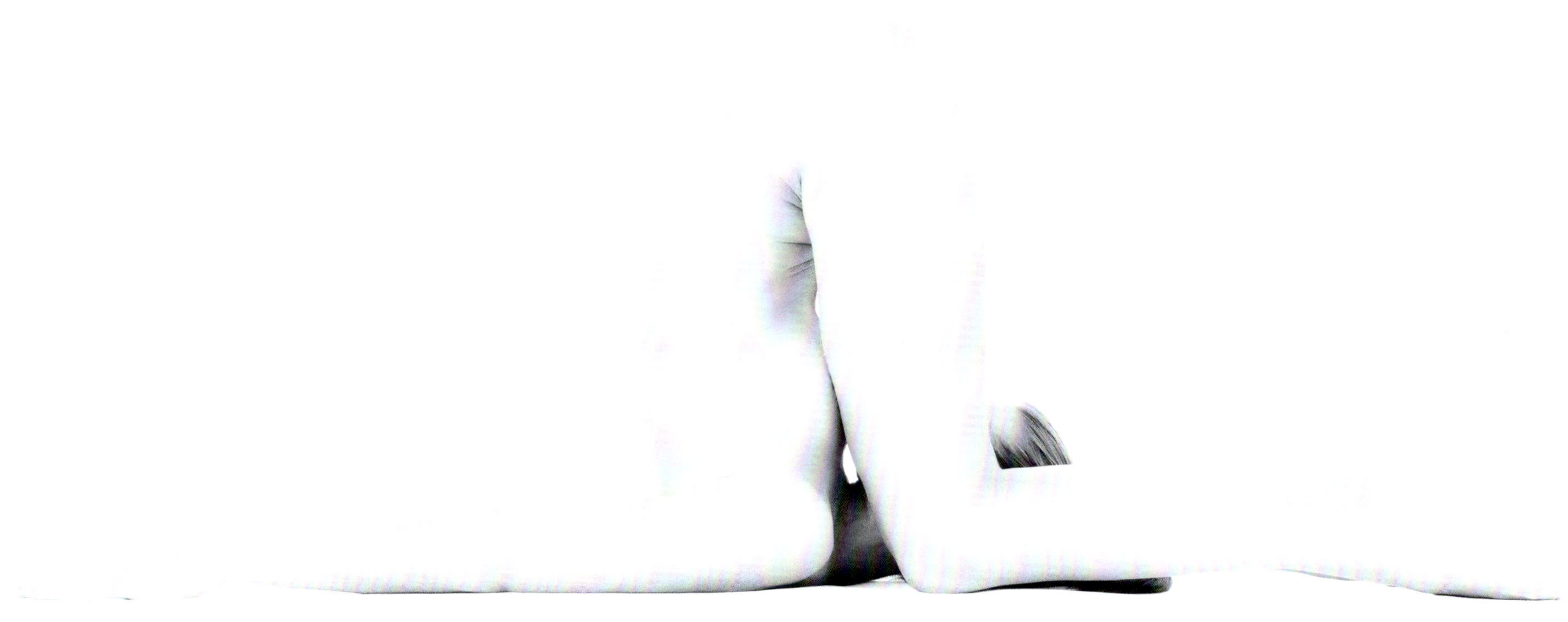

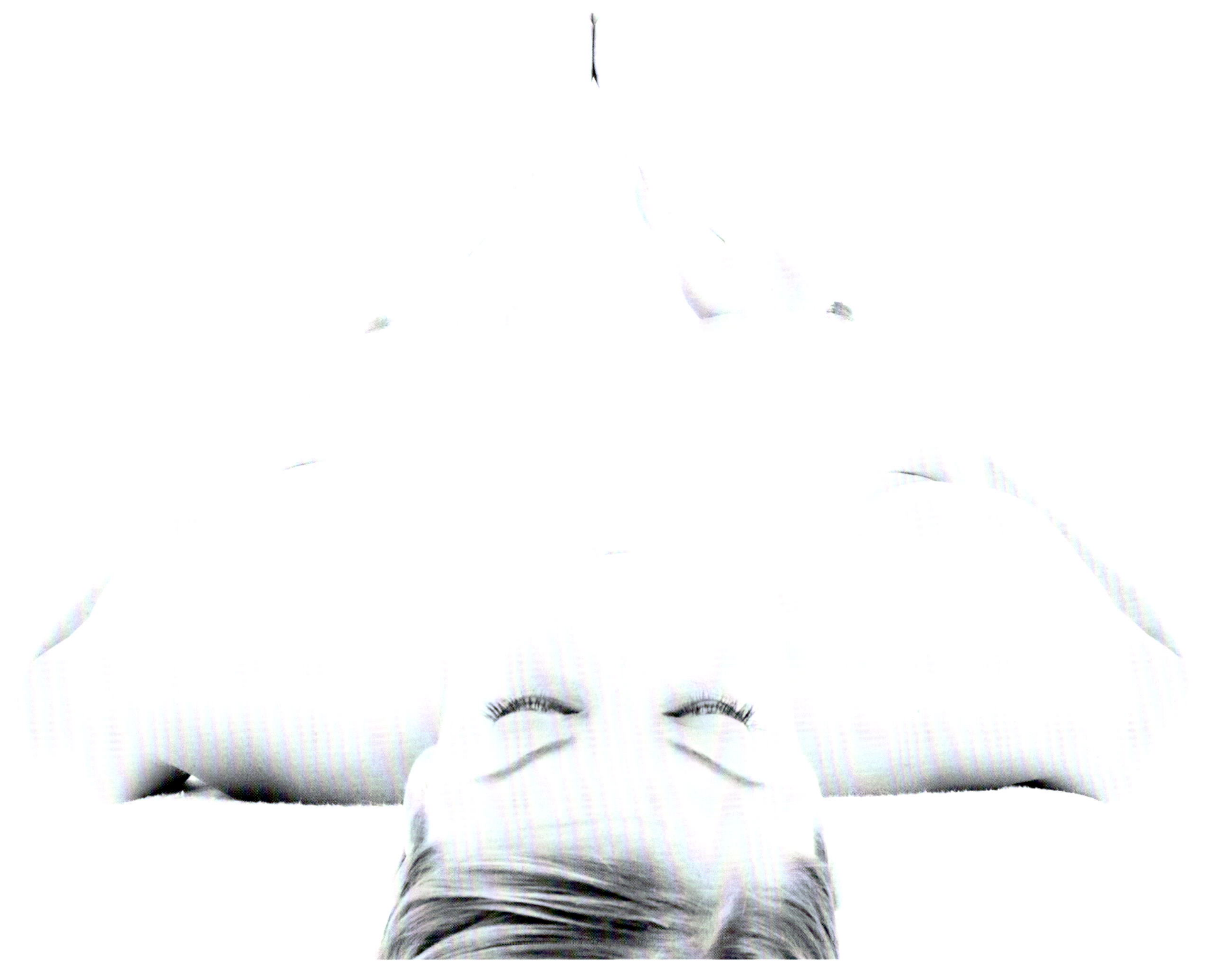

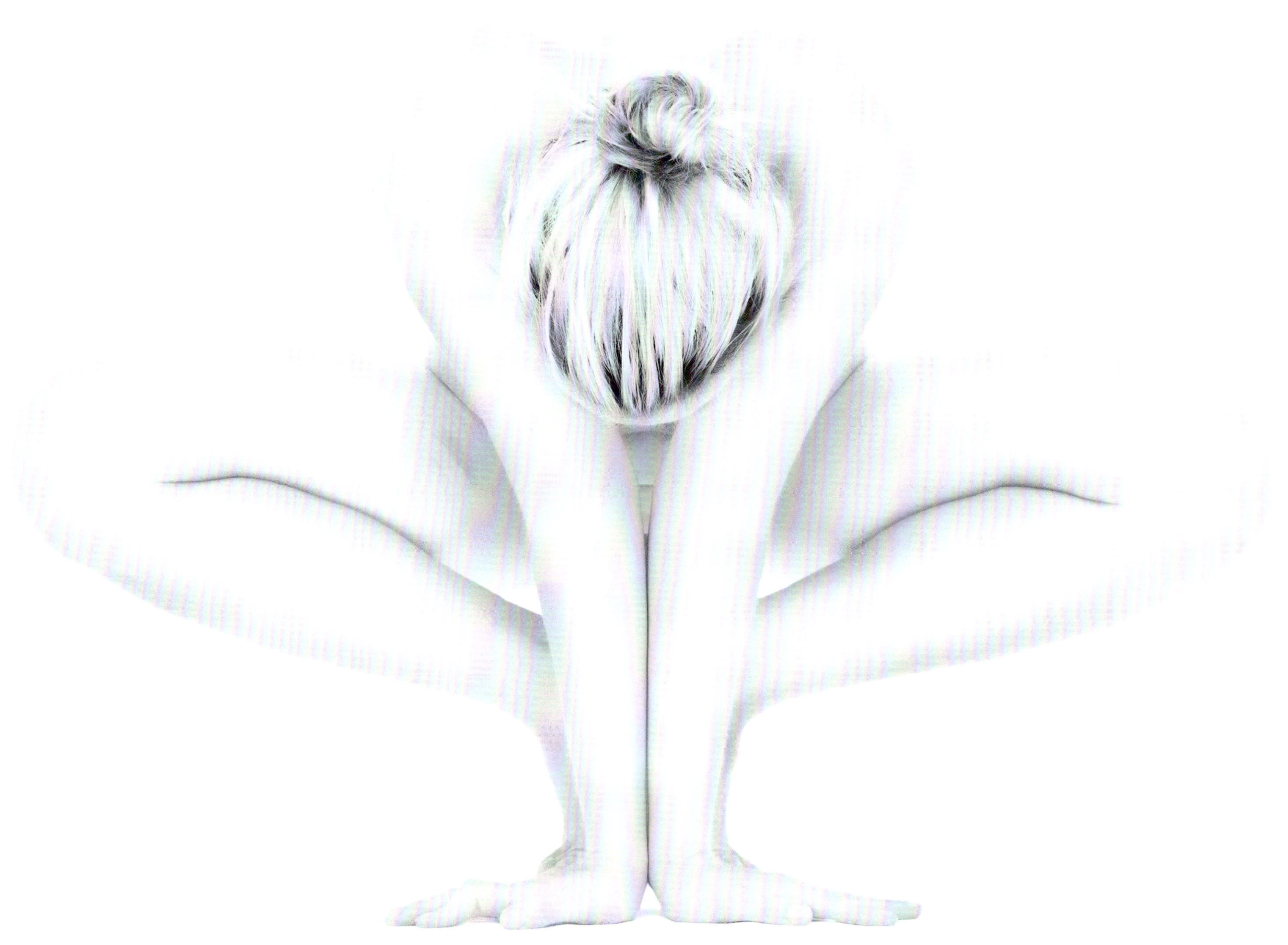

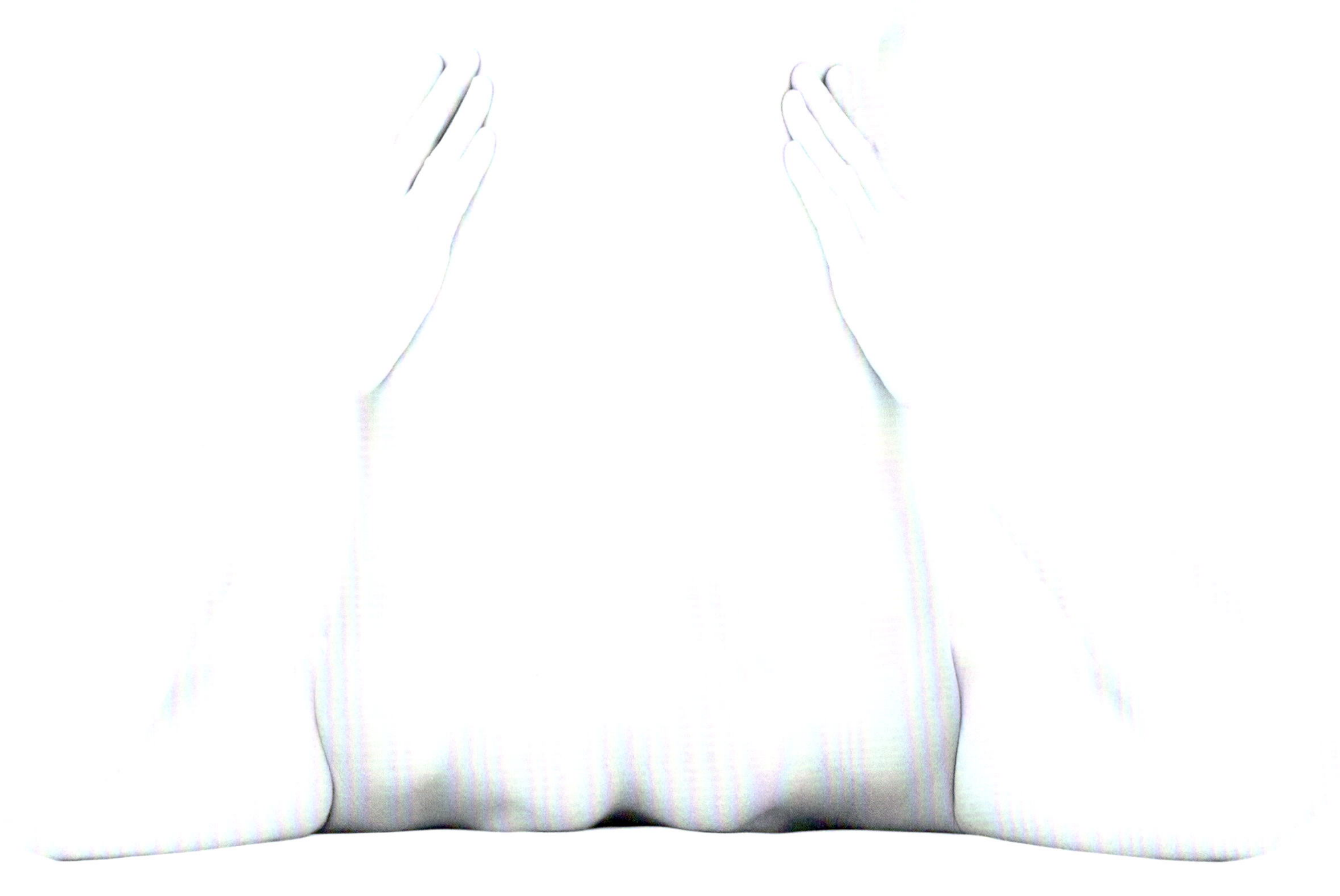

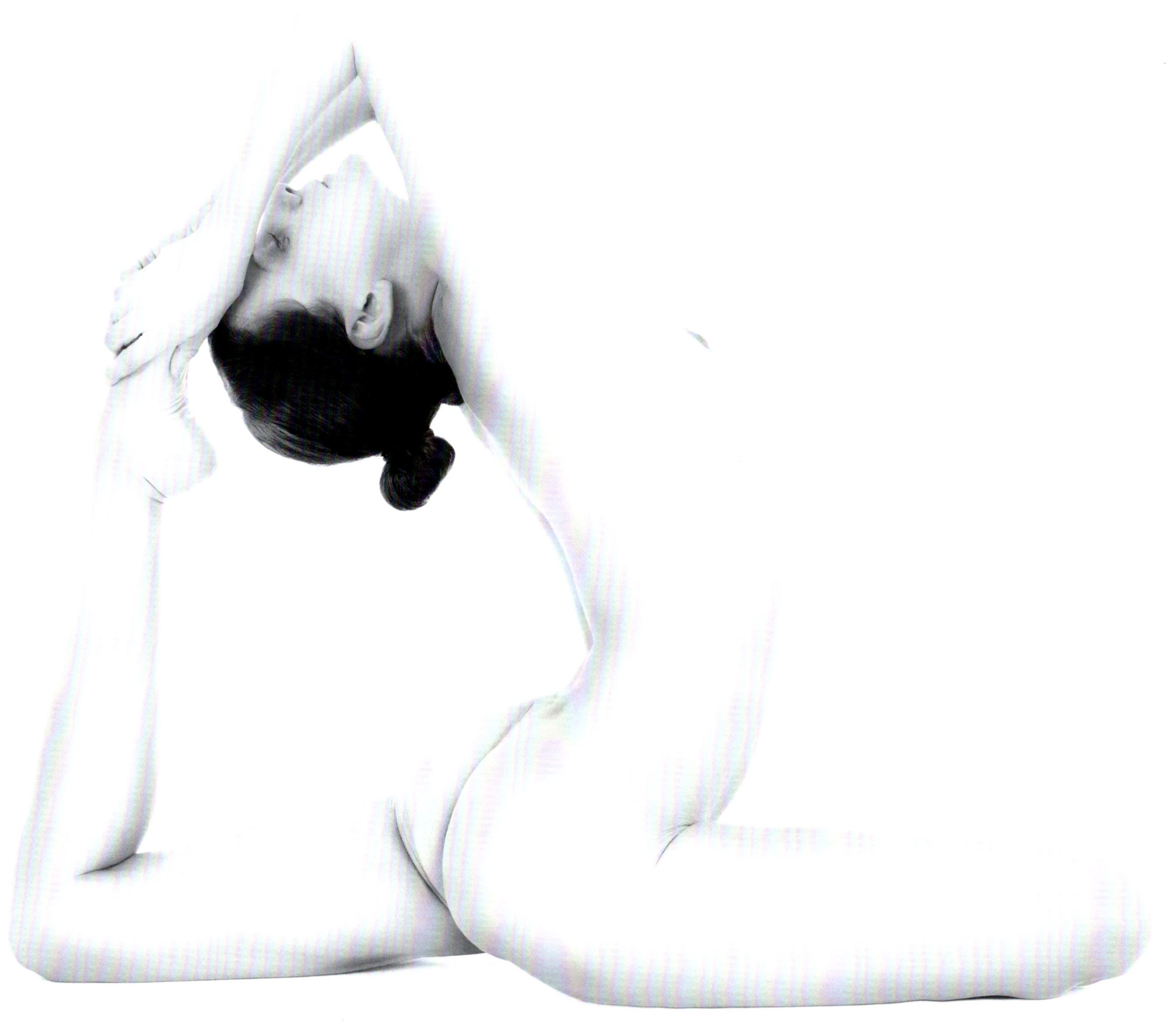

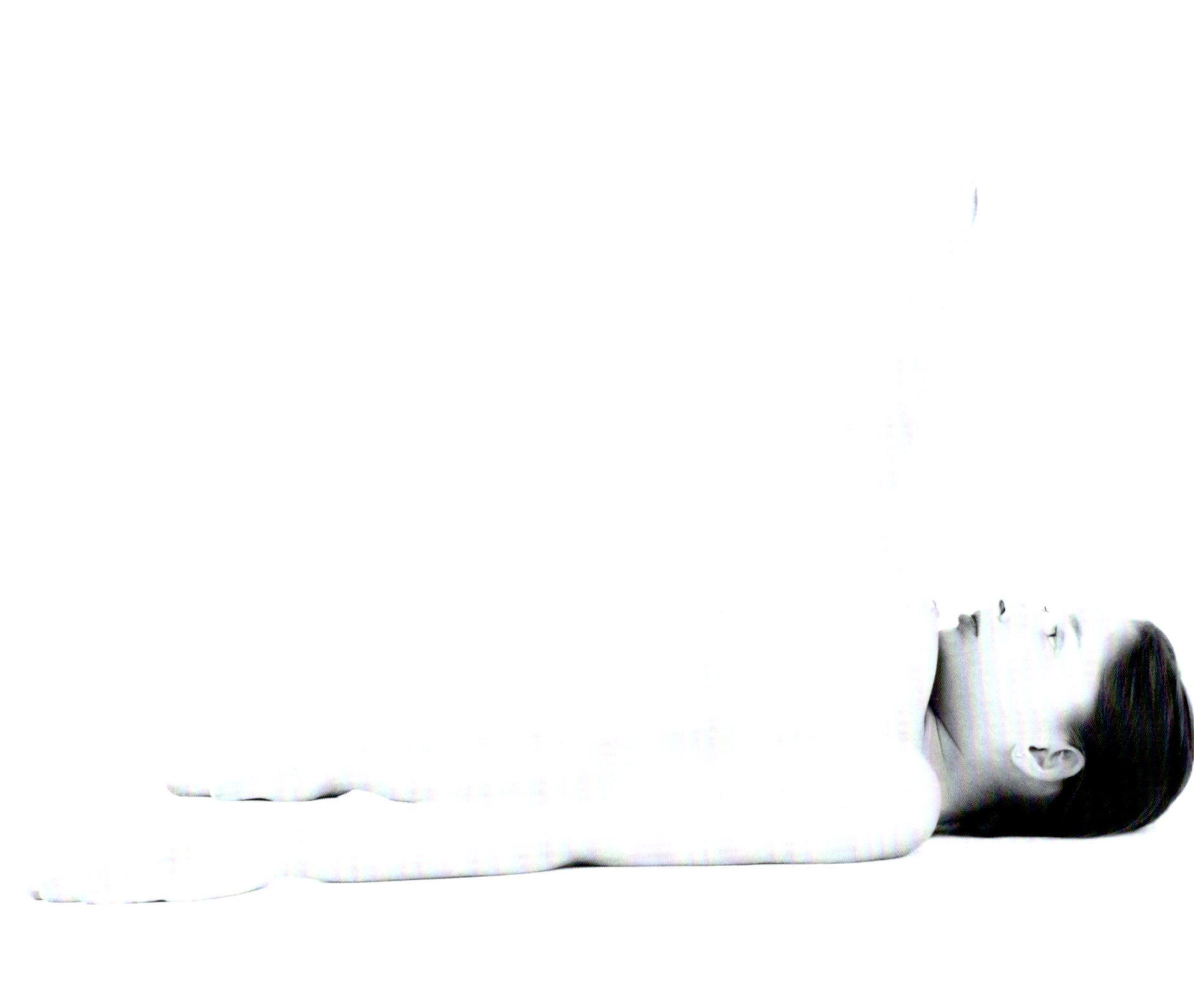

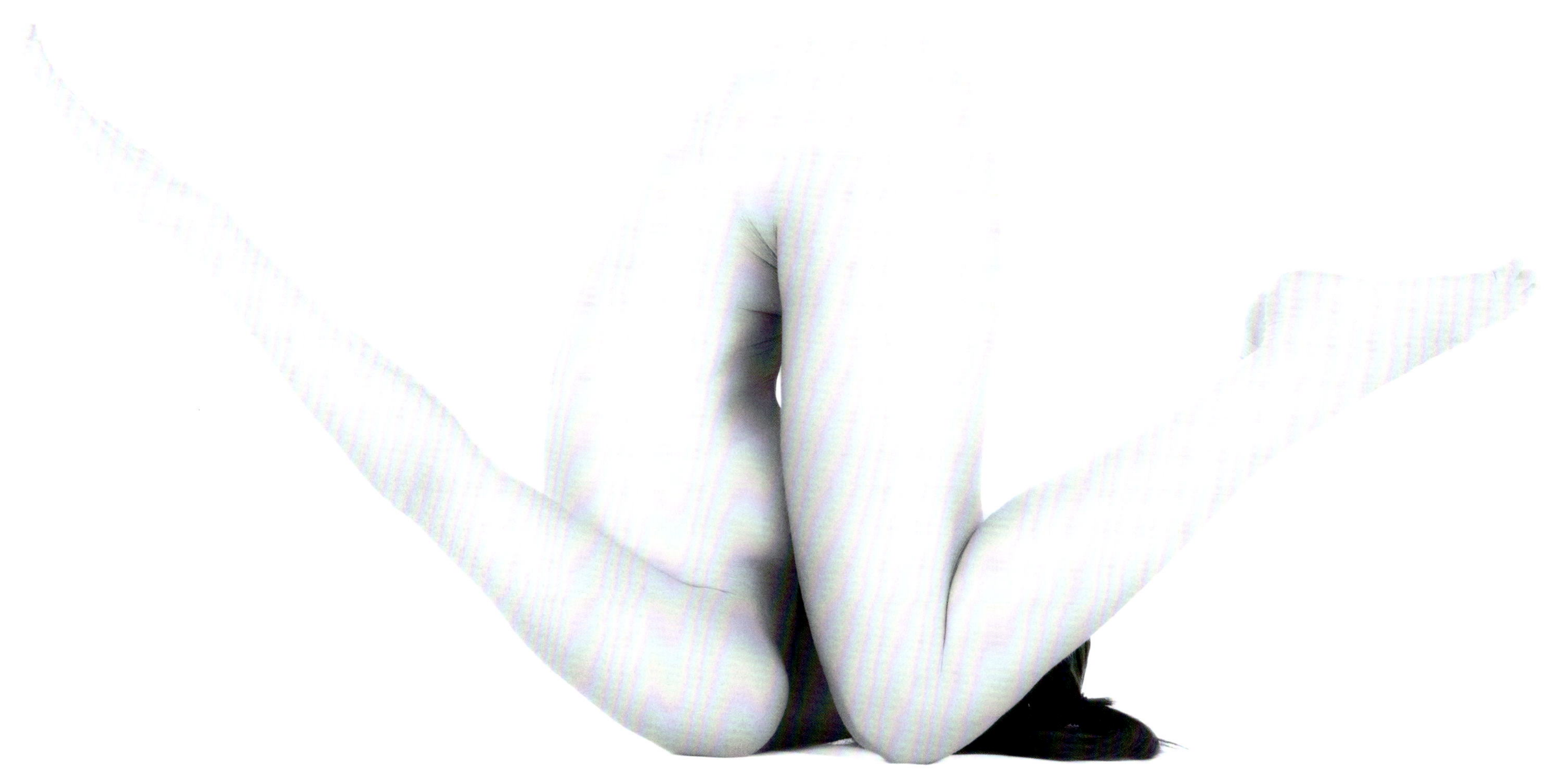

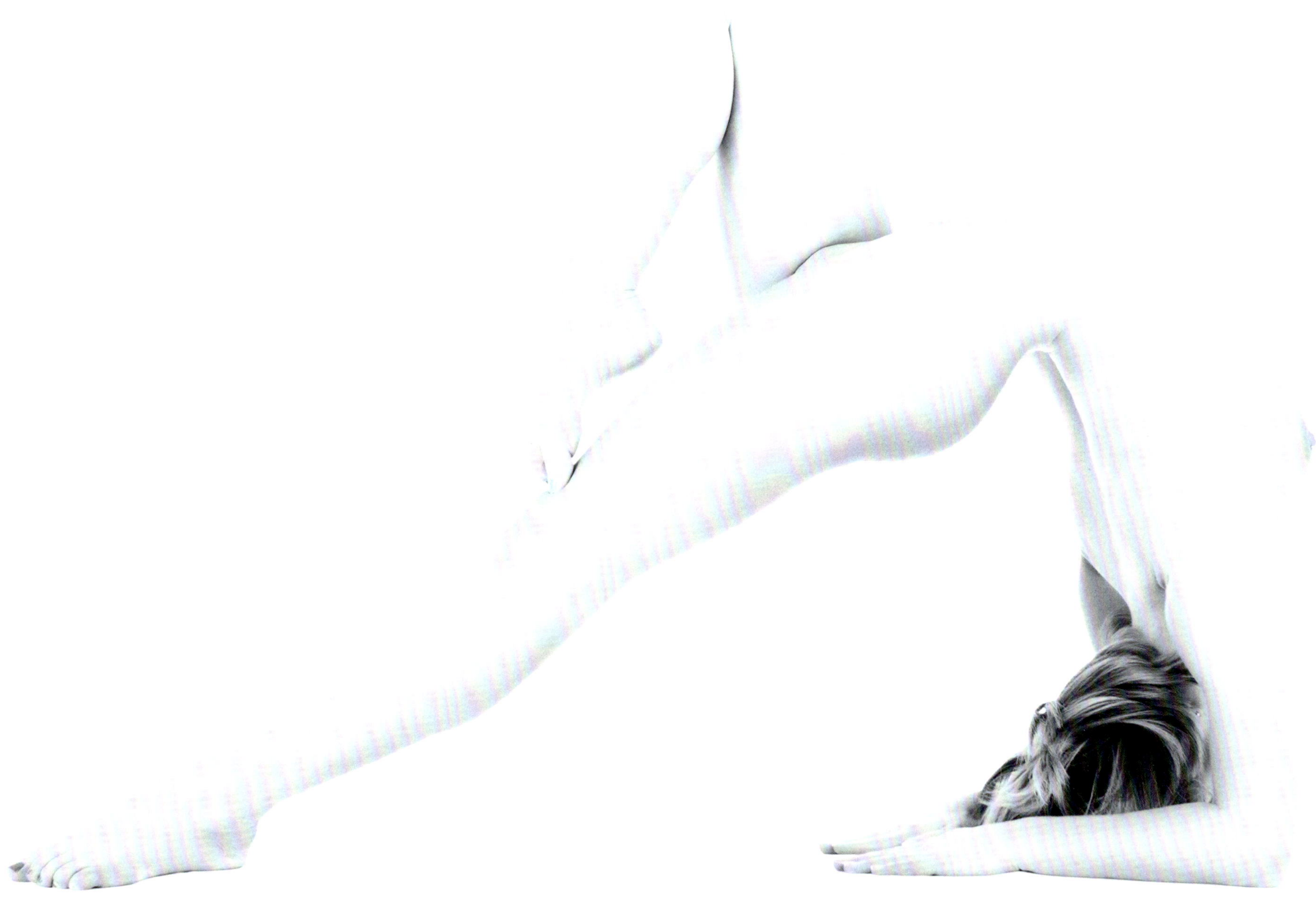

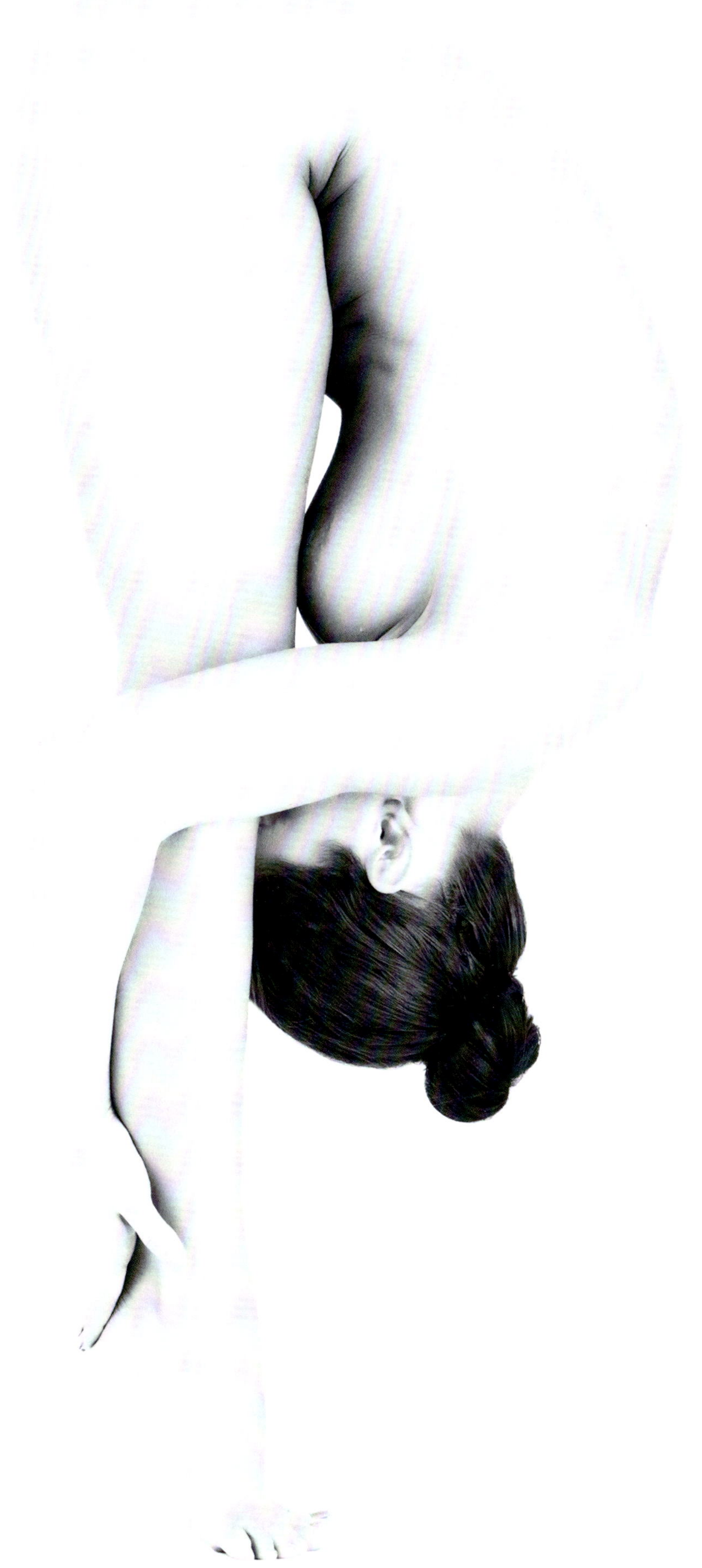

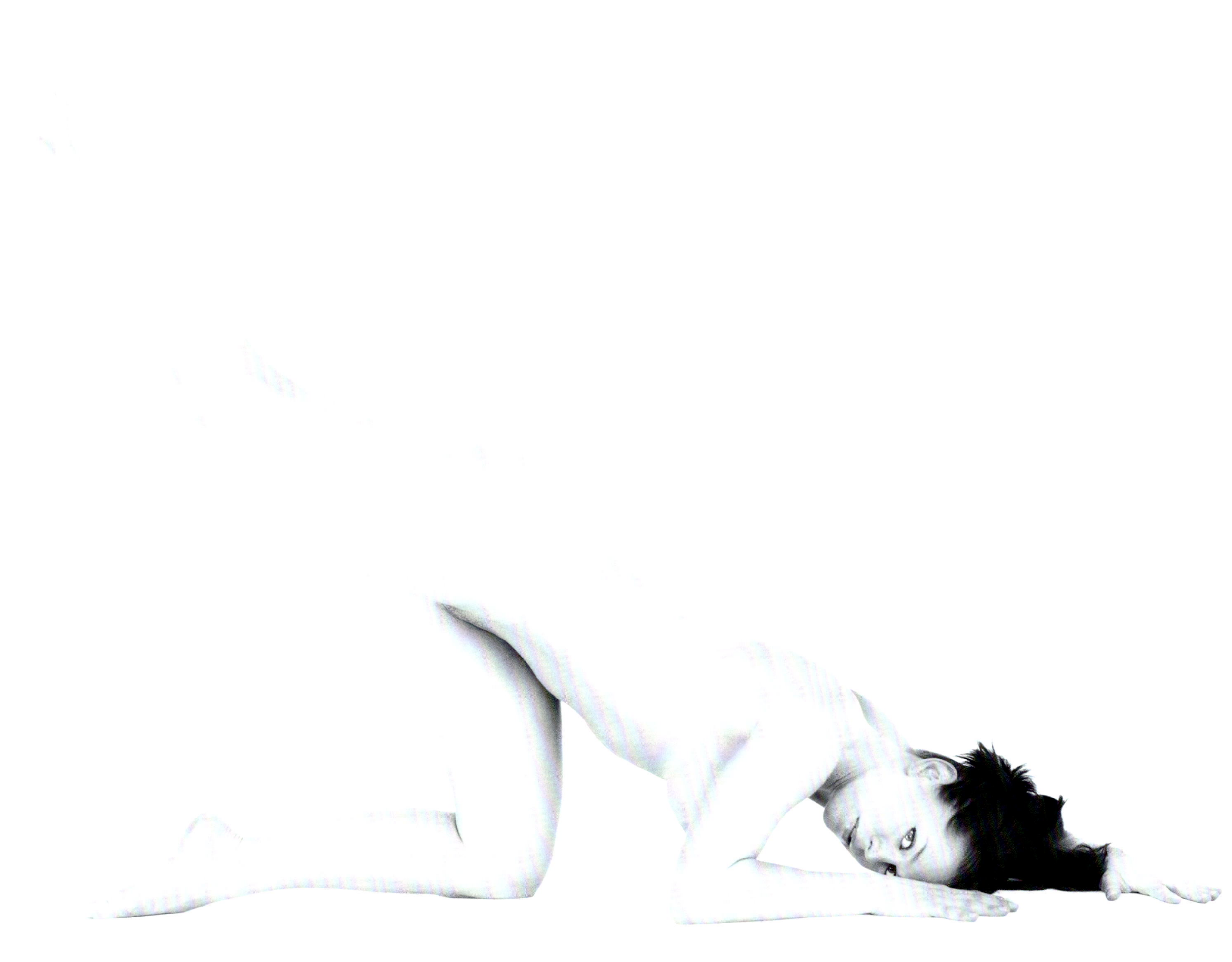

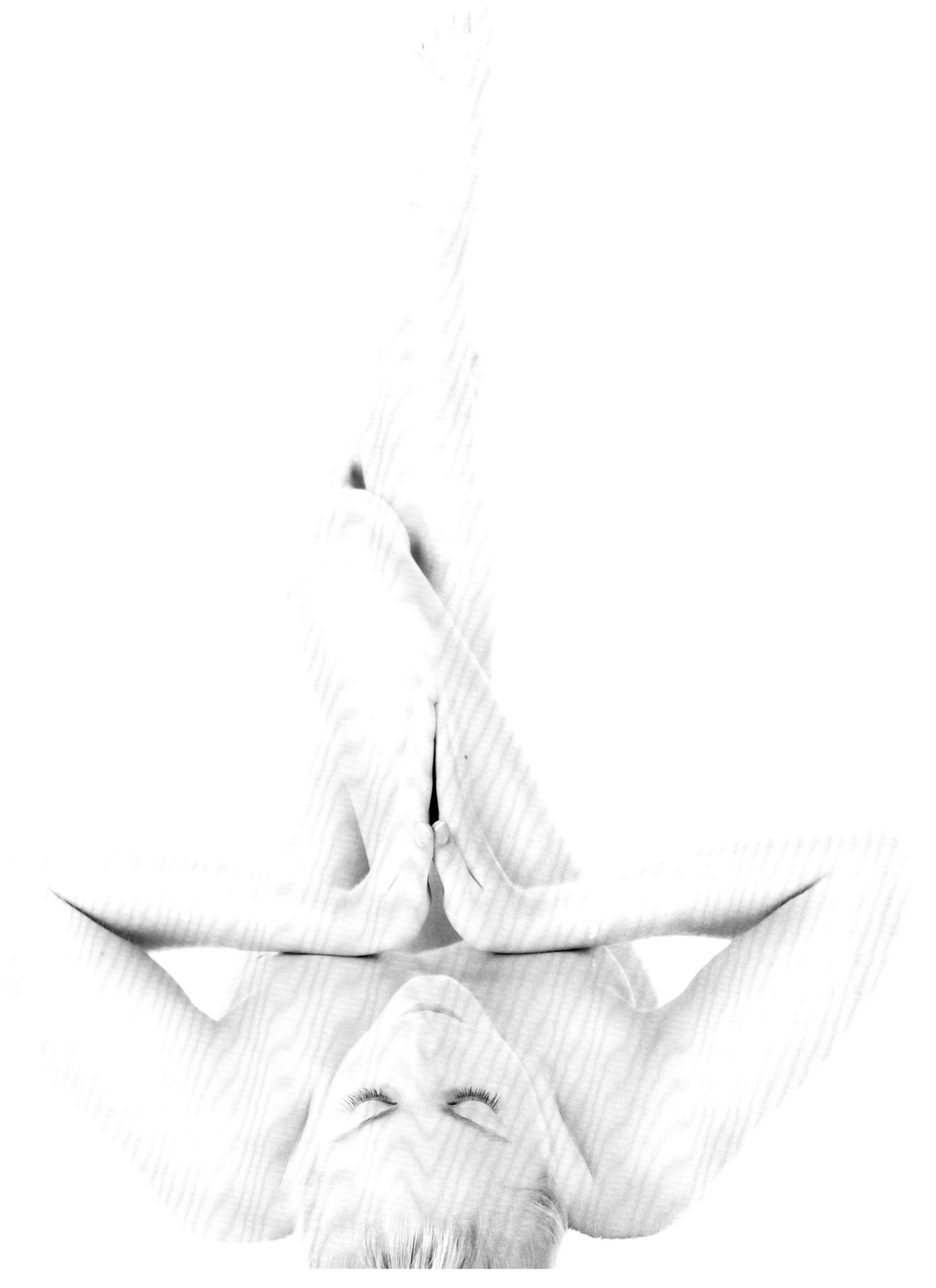

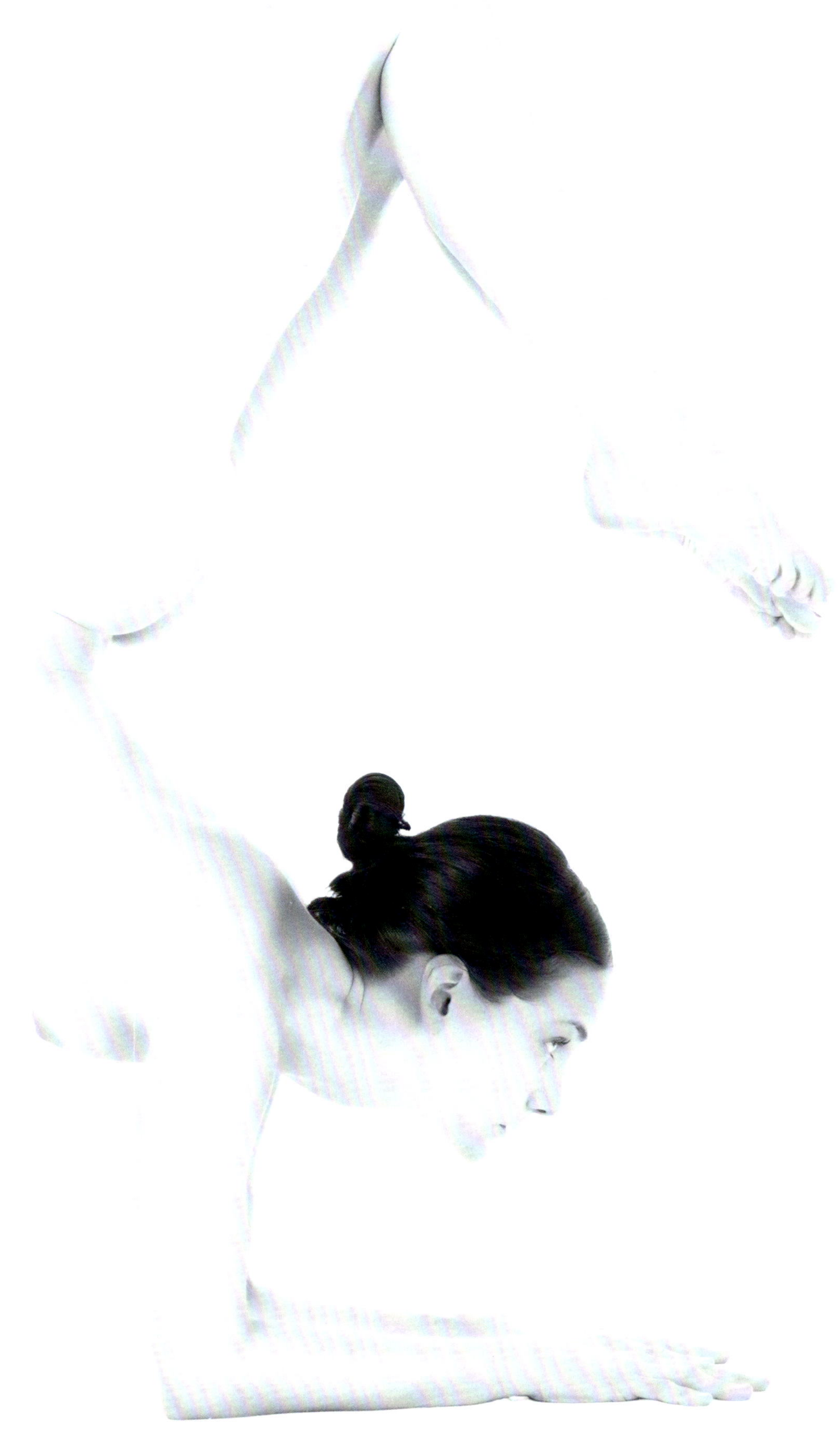

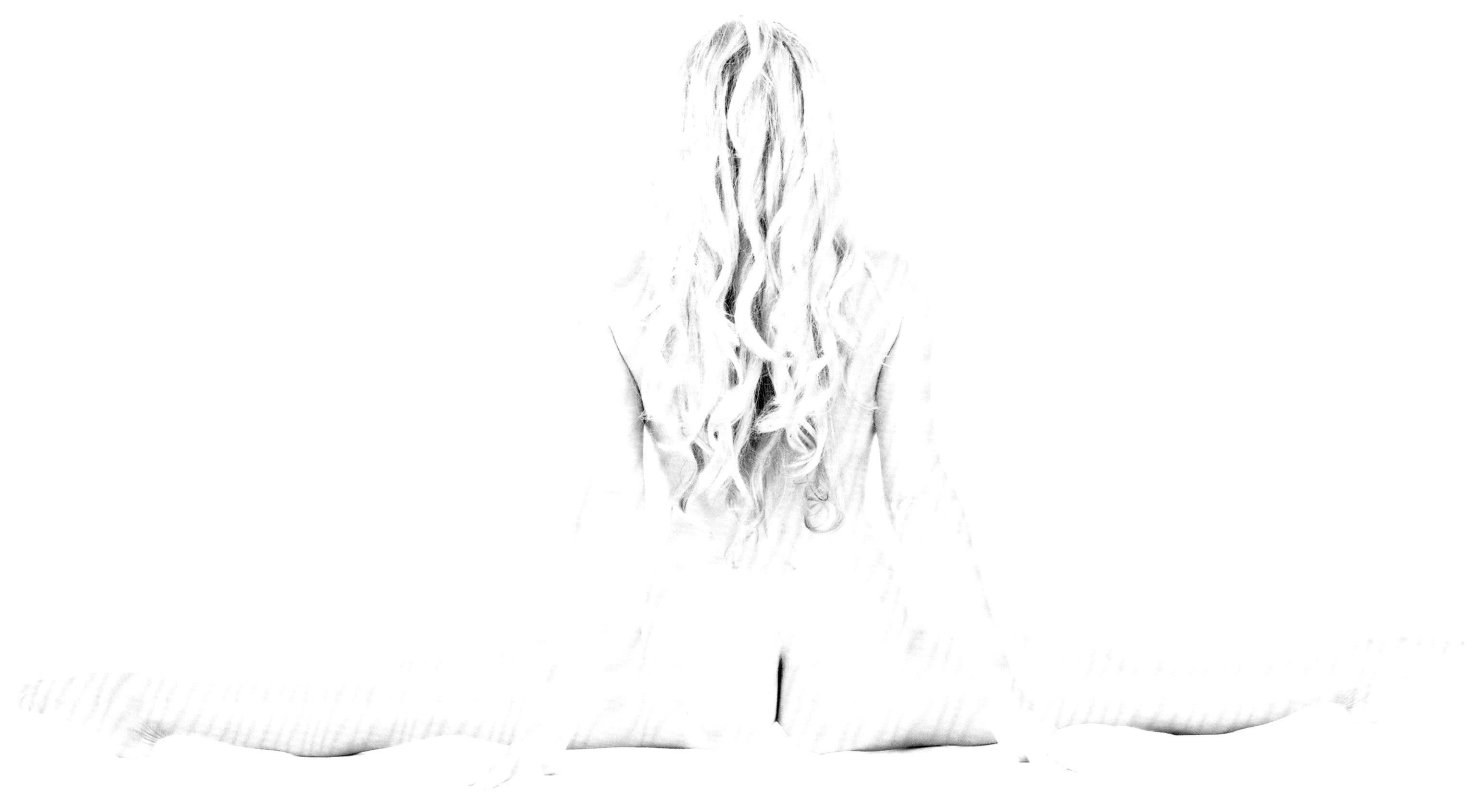

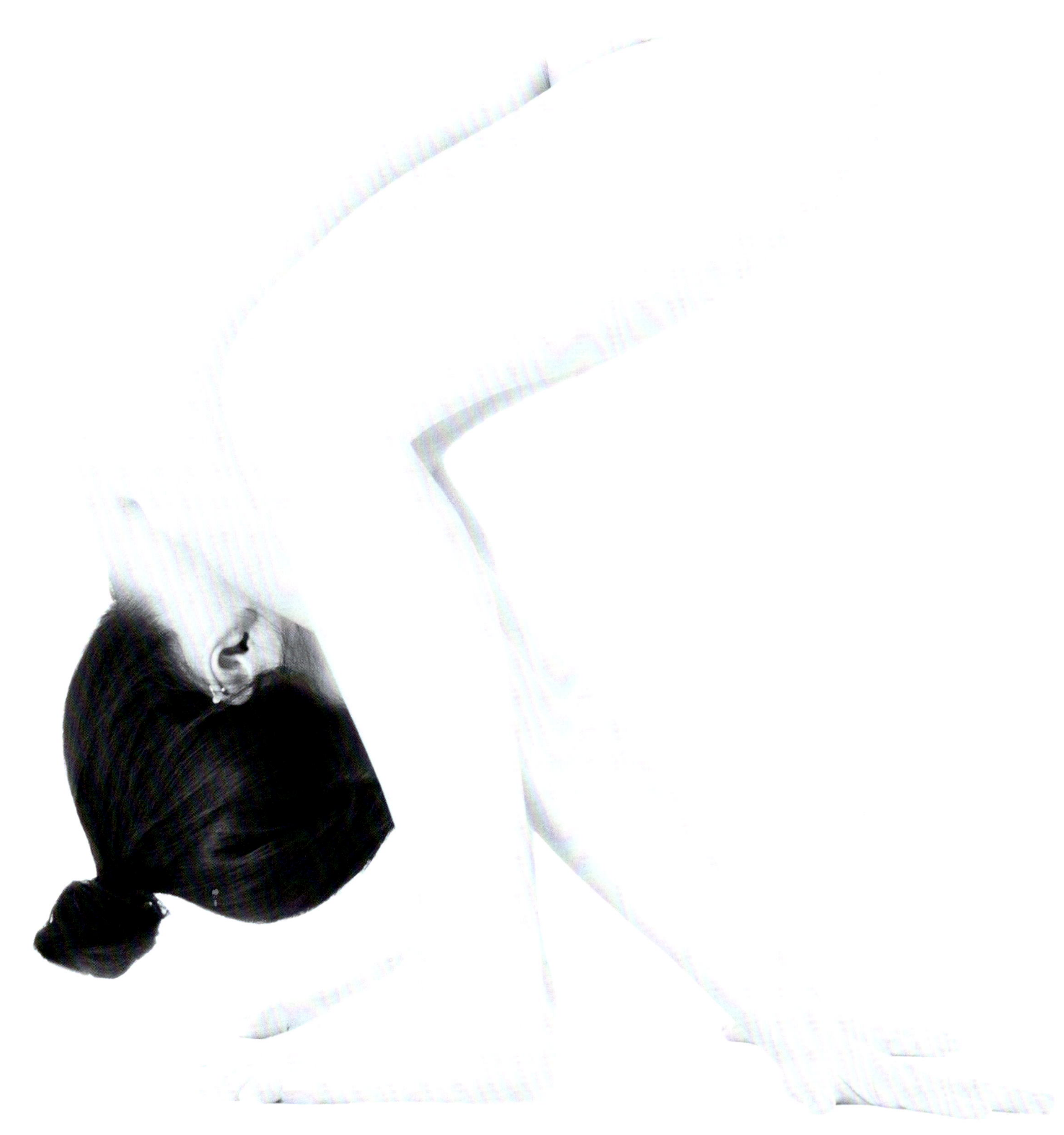

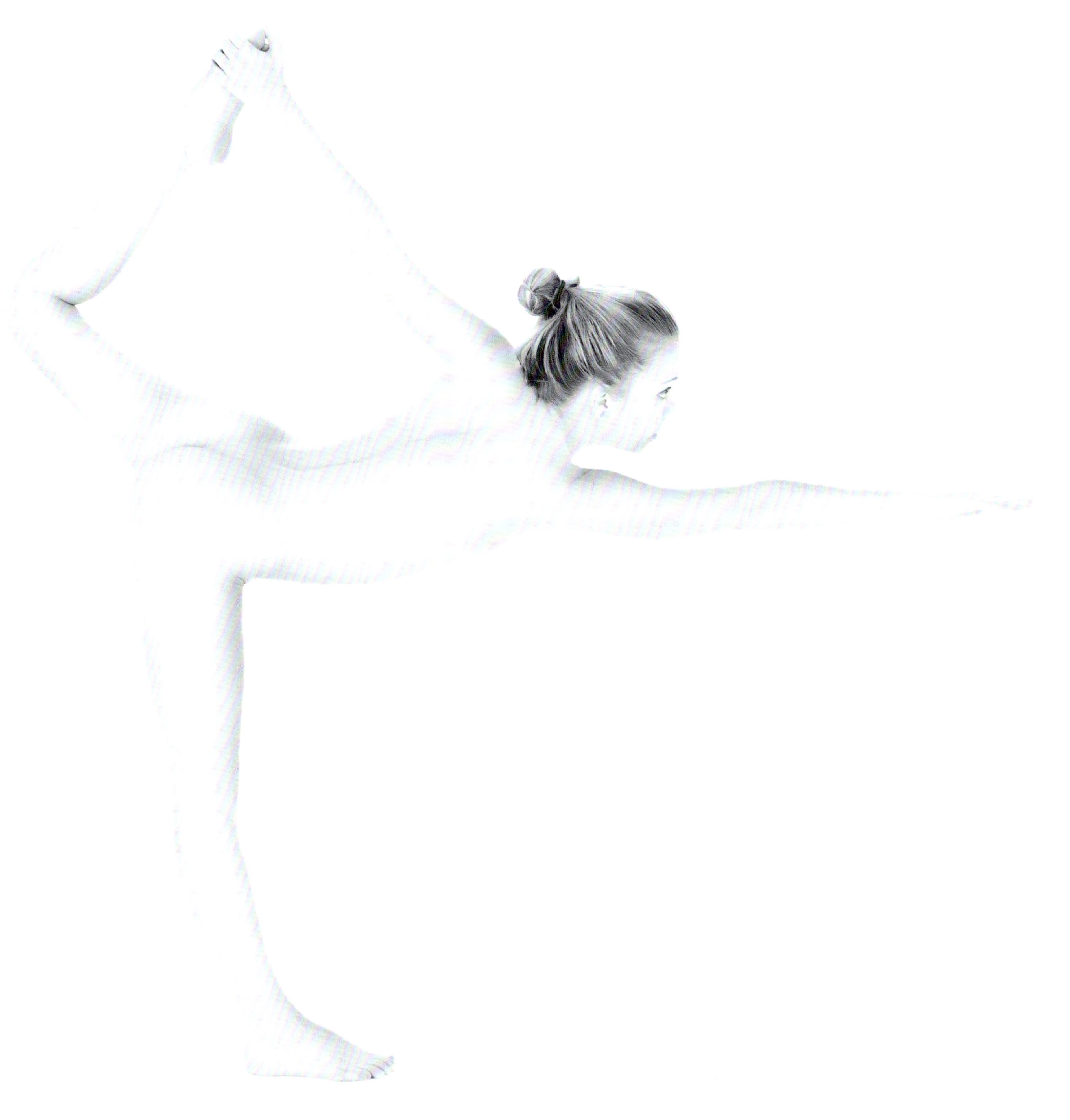

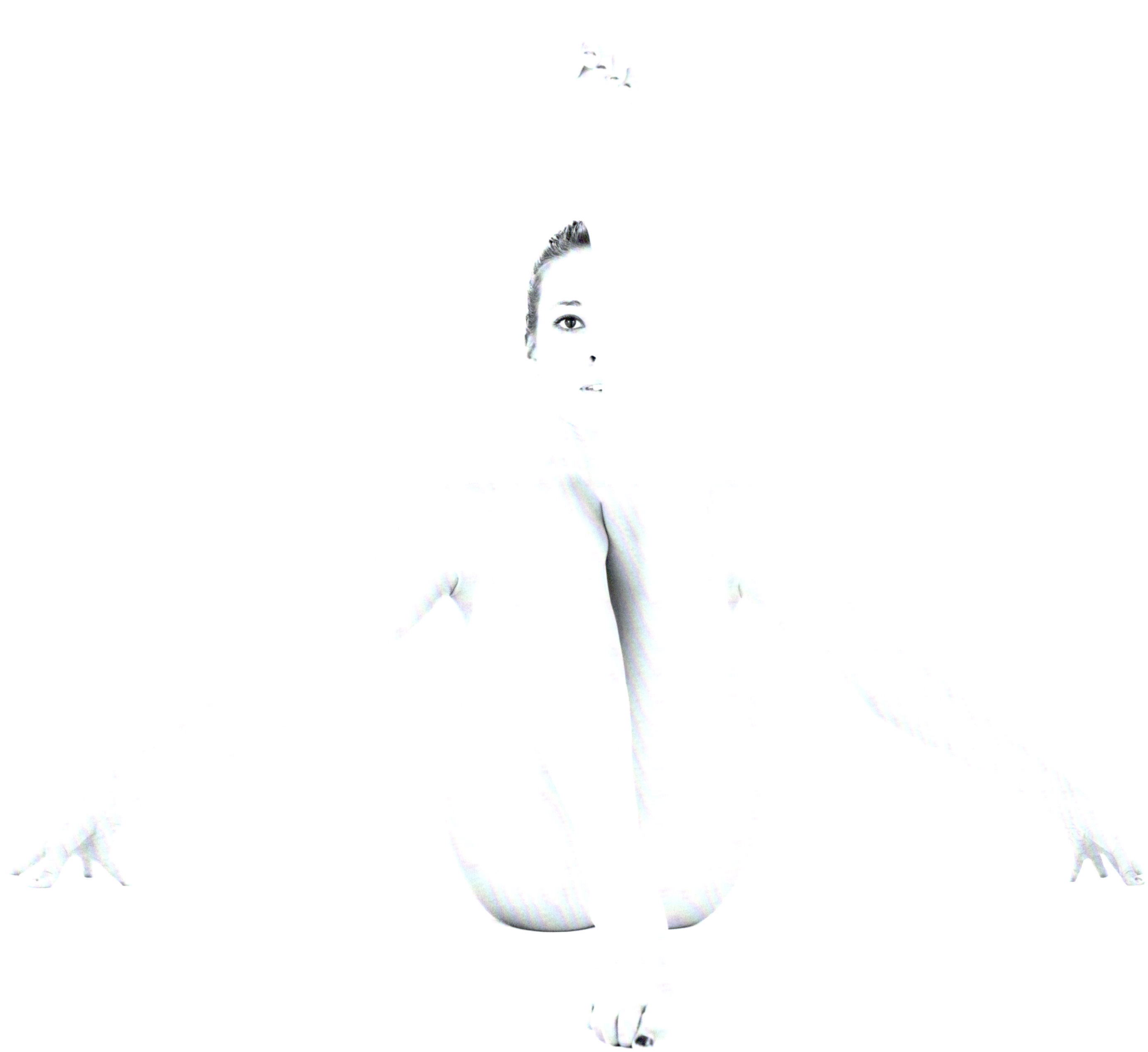

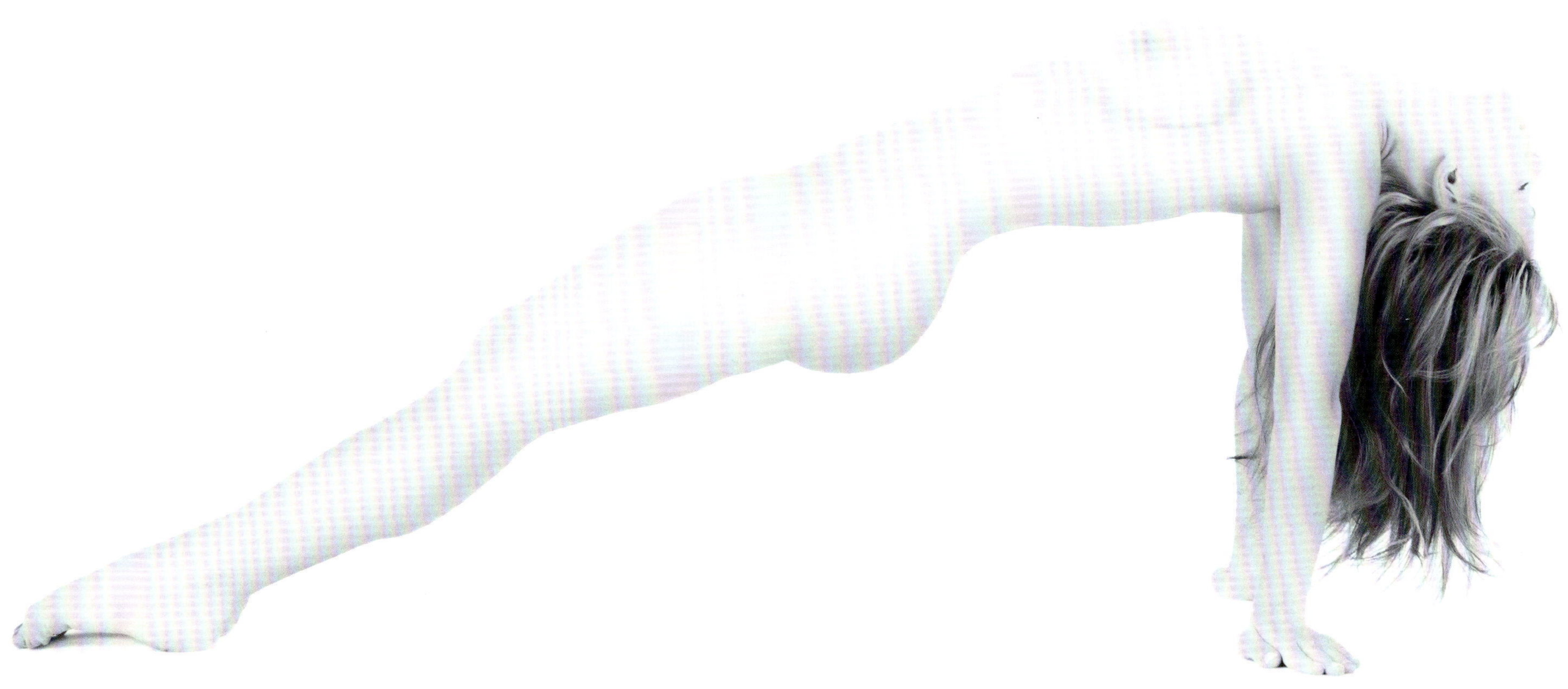

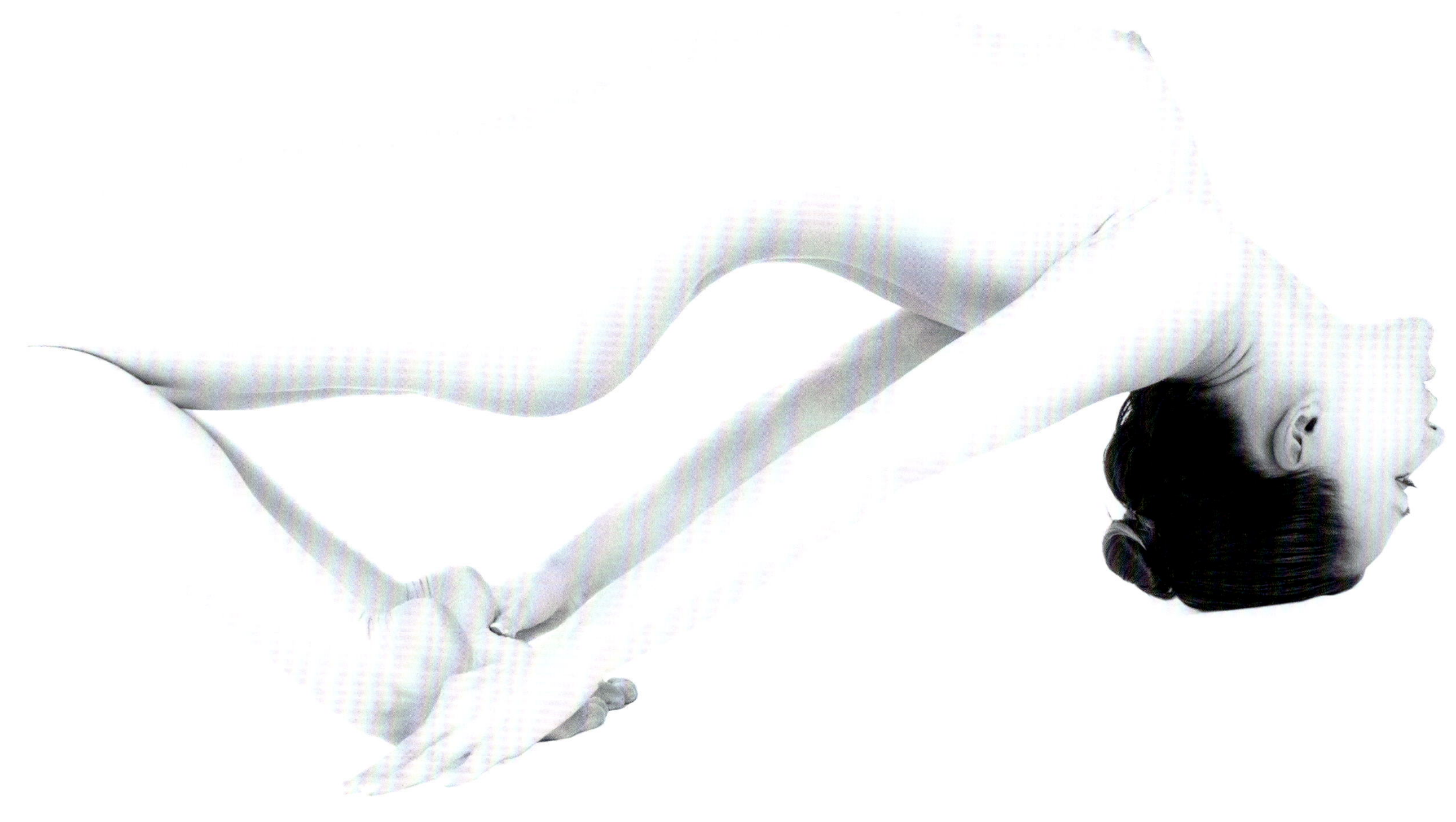

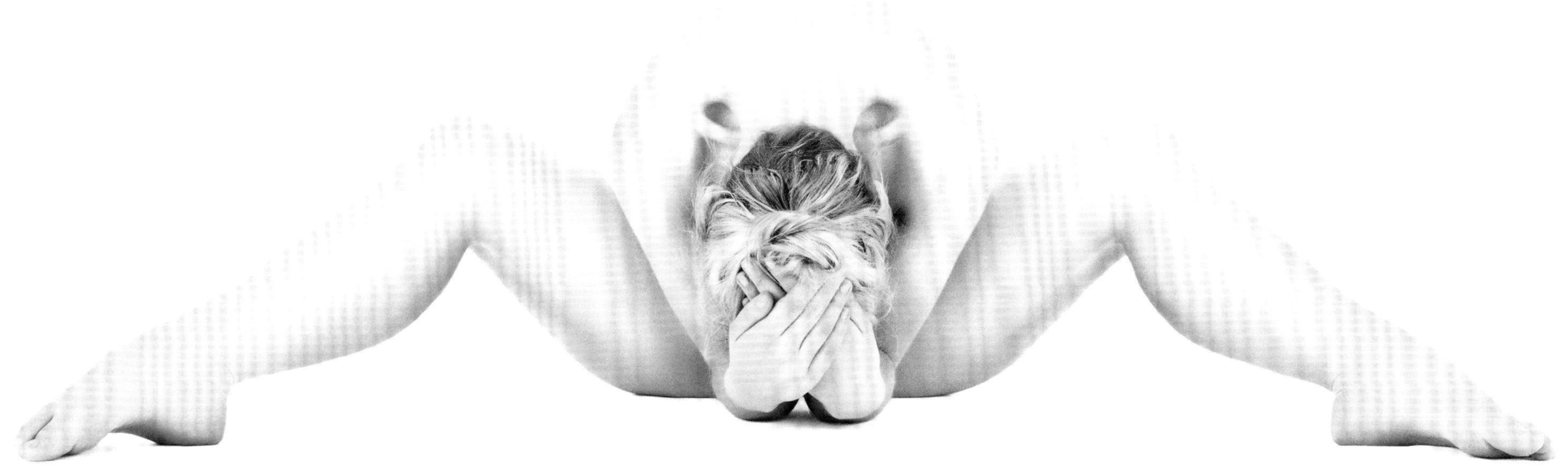

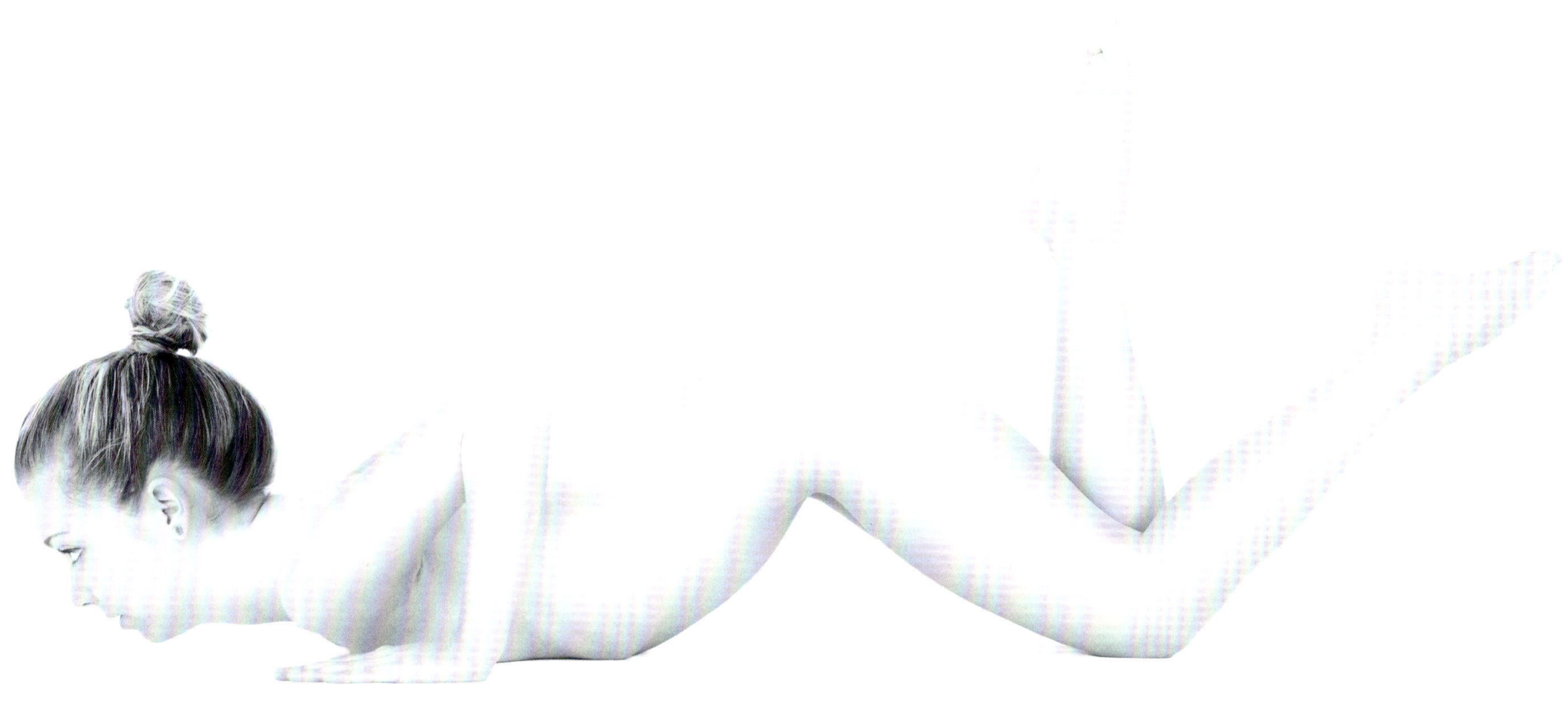

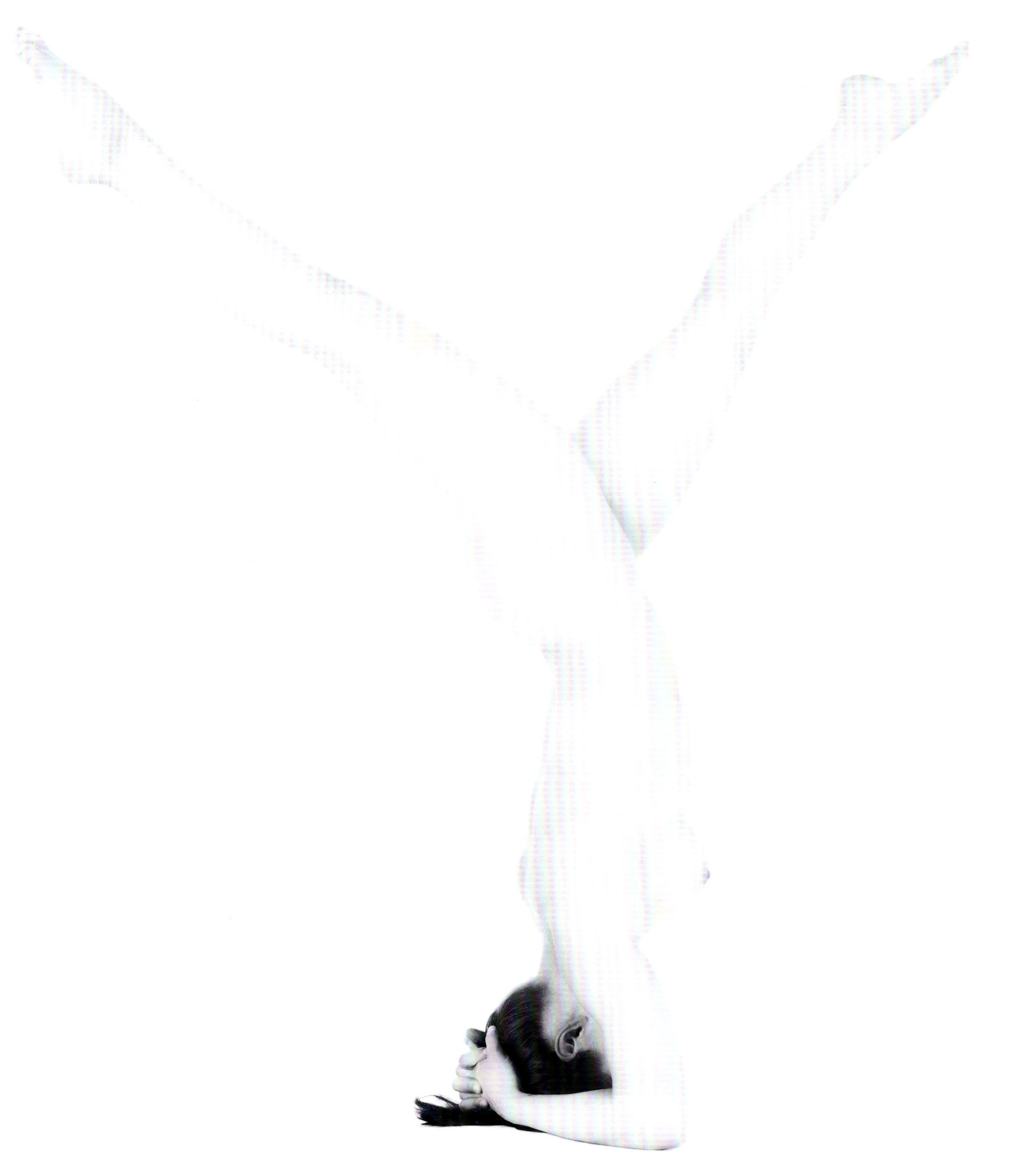

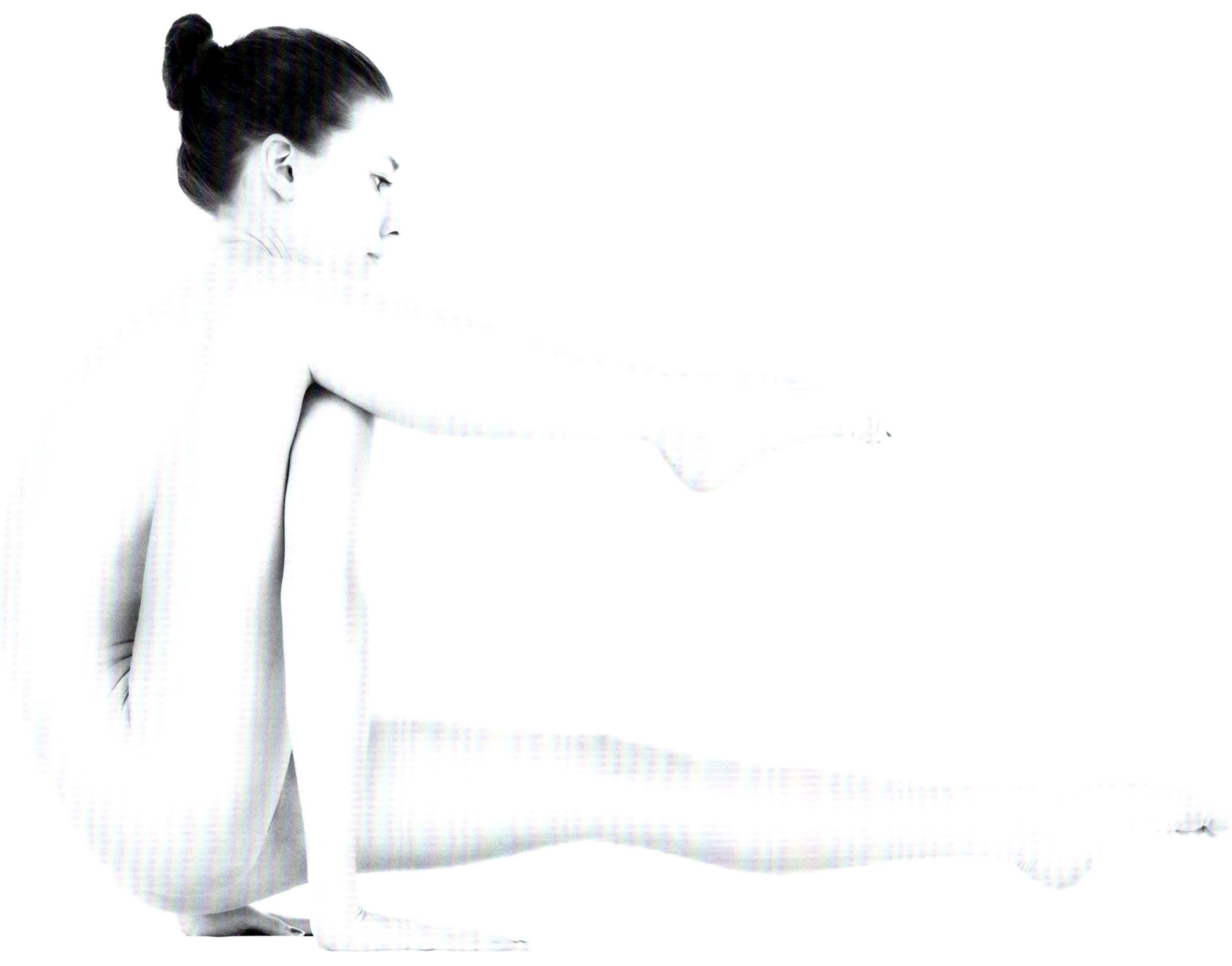

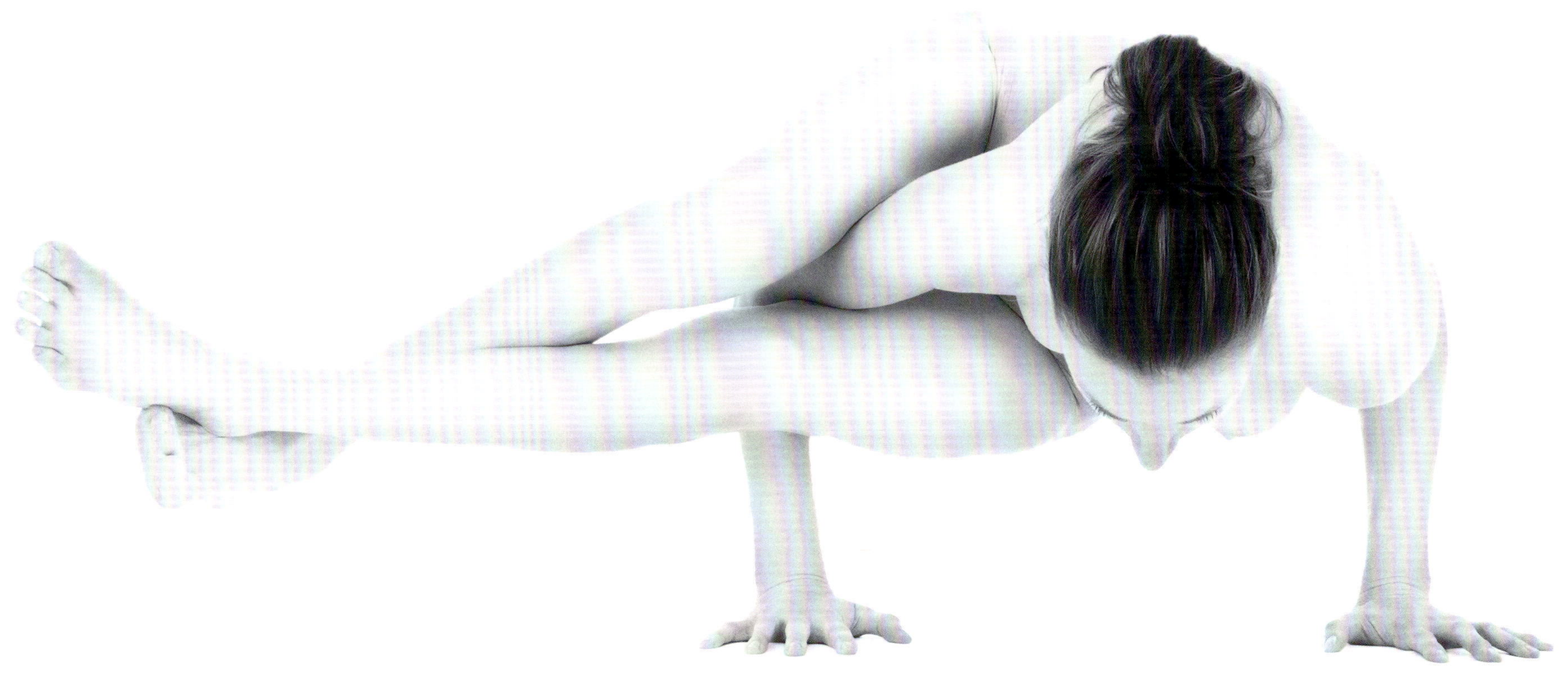

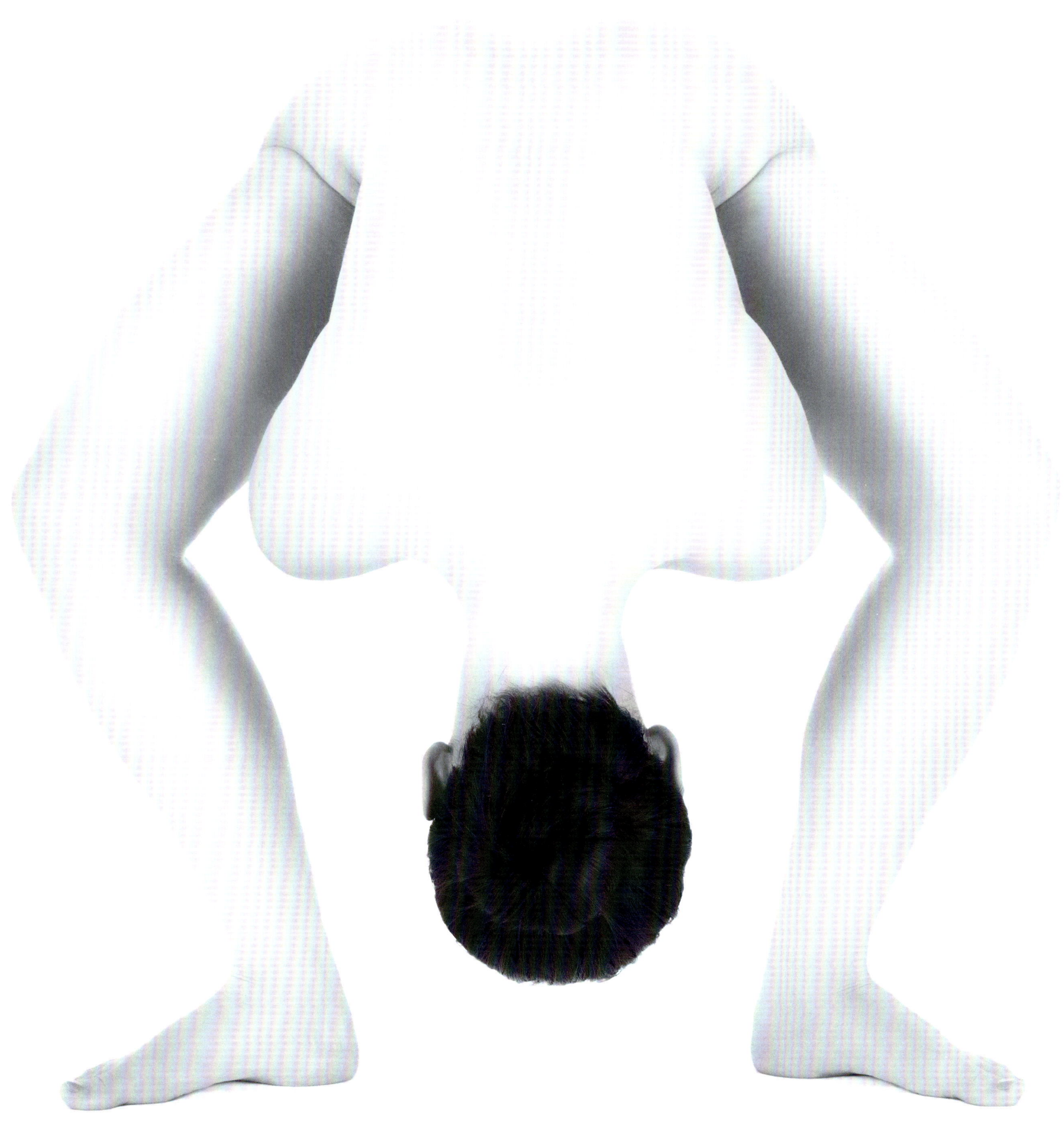

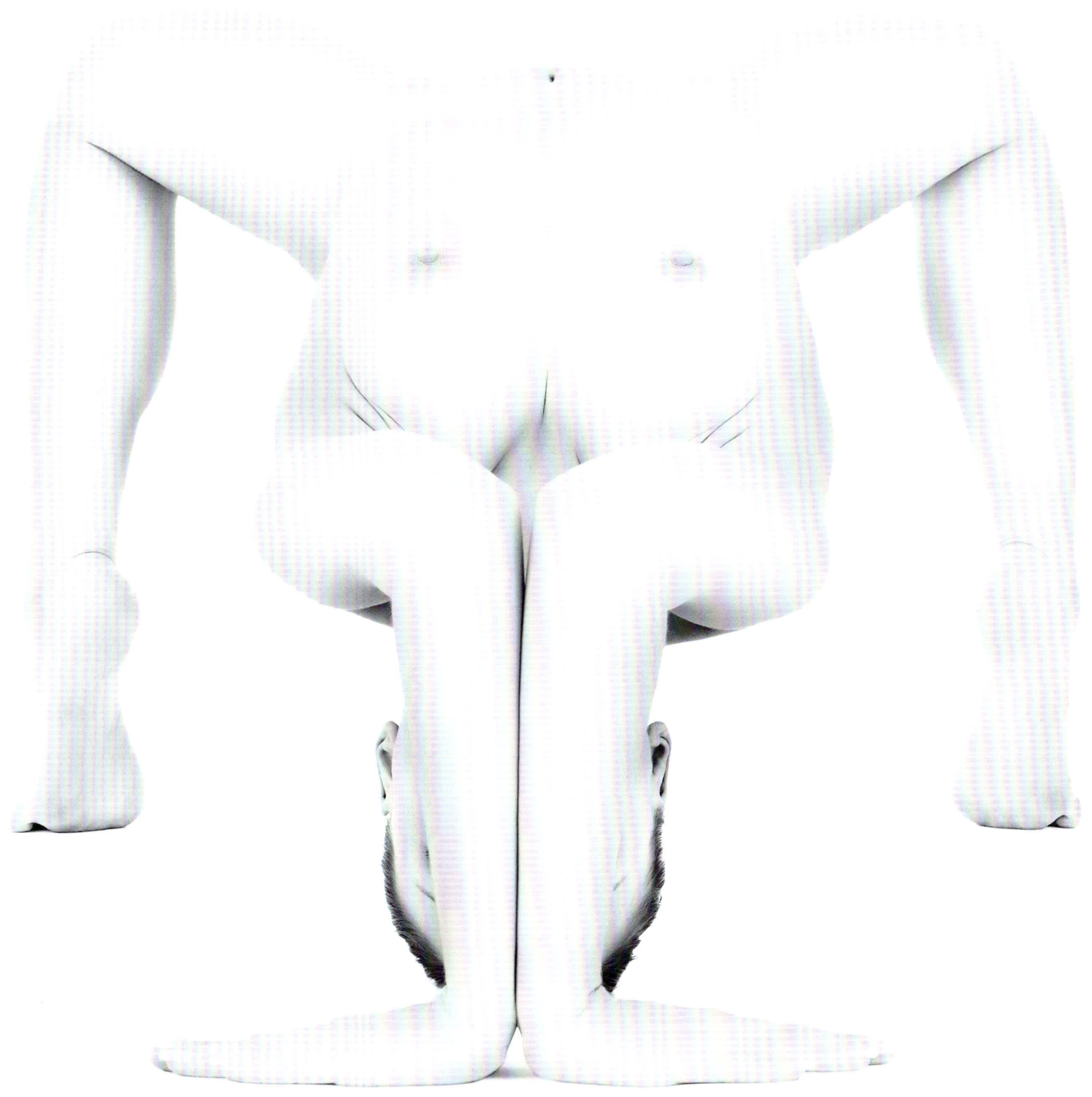

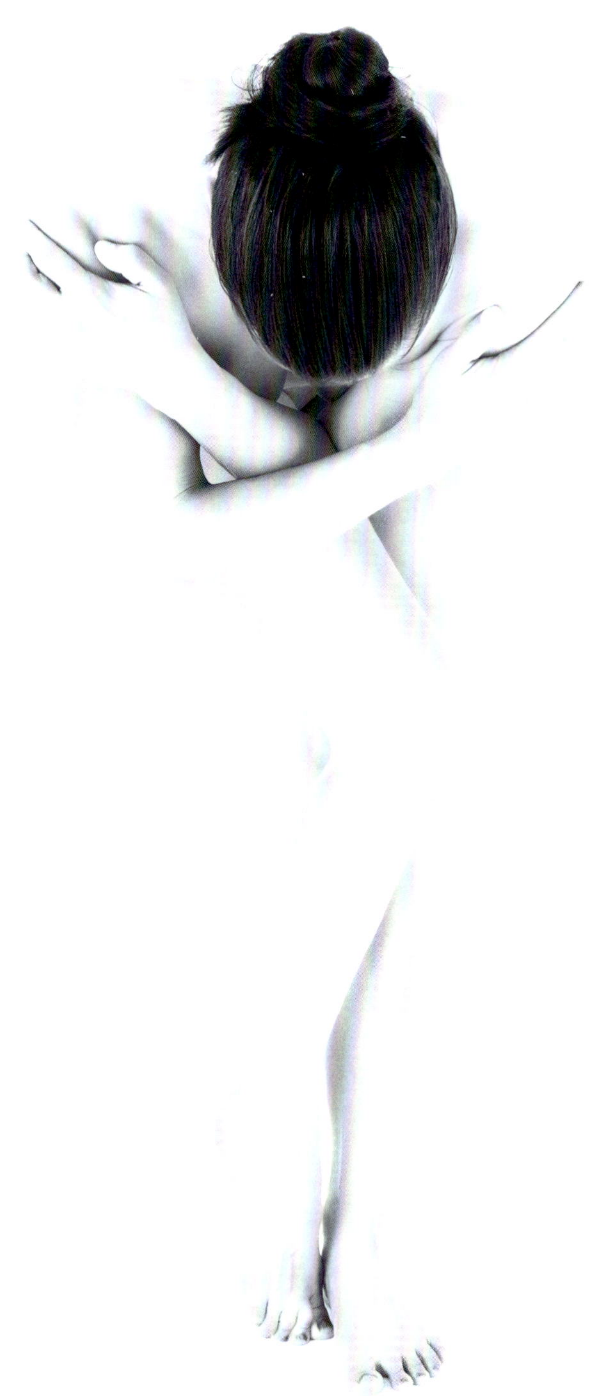

THANK YOU

It has been an exciting five years putting this project together, a complete roller coaster ride at times. There were highs and lows, and a few times I thought it would never end, but it is now complete and I am so proud of what I have achieved. I want to give my deepest thanks to my family and friends who have supported me over the years and most especially over the duration of this project. This project and book would not have been possible if it weren't for all the amazingly talented and beautiful women that posed for this project. Lastly, thank you to all those that helped pull everything together after shooting had wrapped: Andrew, Christina, Kim, Tammy, Carole, John, and Alison. Now, would I do it again? Without a doubt!

MERCI

Il a été un cinq années passionnantes mettant ensemble ce projet, un rouleau tour complet de montagnes à la fois. Il y avait des hauts et des bas, et quelques fois j'ai pensé qu'il ne finirait jamais, mais il est maintenant terminé et je suis tellement fière de ce que j'ai accompli. Je veux donner mes plus sincères remerciements à ma famille et mes amis qui m'ont soutenu au fil des ans et surtout sur la durée de ce projet. Ce projet et livre n'aurait pas été possible si ce n'était pas pour toutes les femmes incroyablement talentueuses et belles qui ont posé pour ce projet. Enfin, merci à tous ceux qui ont contribué à tirer tout ensemble après le tournage avait enveloppé : Andrew, Christina, Kim, Tammy, Carole, John et Alison. Maintenant, est-ce que je le referais? Sans aucun doute!

THANK YOU TO ALL THE MODELS! / MERCI À TOUS LES MODÈLES!

Adriana
Adrienne Ireland
Aeron Barnard
Alana
Aleysha
Alexandra Laureys
Amber
Amy M
Andrea M
Angie Crawford
Anya
Anna P
Ashley S
Ayla B
BendyJenny
Caitlin R
Caitlin S
Chelsey Fait
Cristina F
Crystal Tyo
Ellen P
Erin
Holly Lenny
Jenna
Jennifer Hawryliw
Jennifer V
Jessica Ray
Julia H
Julie A
Julie H
Katie L
Katie Little
KC
Kimberlin Mae
Kyla Levesque
Laura S
Leah
Lisa G
Lisa Grisdale
Marie VanDusen
Mary
Marta
Megan B
Megan D
Molly M
Natalie
Natasha G
Natasha L
Samantha Amy
Sandria B
Sarah
Sarah Good
Sitia Portielje
Sophie Éthier
Tammy Lim
Tracey McNulty

BIOGRAPHY

Jonathon Harrington is the owner/photographer of Icon Imaging, a photographic imaging firm based in Ottawa, Ontario, Canada. Jonathon is an Algonquin College Photography program graduate, who prides himself in providing the highest quality photographic images. Jonathon's enthusiasm for photography began at Merivale High School in Nepean where he captured student life for the yearbook. Recognition by the Ottawa Citizen as most valuable yearbook staffer two years in a row confirmed he was pretty good with a camera.

Jonathon is heavily devoted to the art of photography and has over 20 years experience shooting everything from World Cup sporting events to portraits. With an enthusiastic and unique approach to photography, he prides himself in his work, paying attention to the finest details and making sure the end result is the absolute best that it can possibly be.

GIVING BACK

Photography is Jonathon's passion and he strongly believes in the sharing of information. As a result, Jonathon has been a part-time instructor at Algonquin College in the Photography and Graphic Design programs and is currently instructing three courses at the School of Photographic Arts in Ottawa.

BIOGRAPHIE

Jonathon Harrington est le propriétaire/photographe d'Icon Imaging, une compagnie d'imagerie photographique basée à Ottawa, Ontario, Canada. Jonathon est un diplômé du collège Algonquin dans la programme de Photographie, qui se targue de fournir les images photographiques de haute qualité. L'enthousiasme pour la photographie de Jonathon a commencé à l'école secondaire Merivale à Nepean, où il a capturé la vie étudiante pour l'annuaire. La reconnaissance par Ottawa Citizen comme le collaborateur le plus utile de l'annuaire deux ans dans une rangée a confirmé qu'il était très bon avec une caméra.

Jonathon est fortement consacré à l'art de la photographie et possède plus de 20 ans d'expérience à capturer des images allant d'événements sportifs de Coupe du monde jusqu'aux portraits. Avec une approche enthousiaste et unique à la photographie, il se targue de son travail, en accordant une attention aux moindres détails et faire en sorte que le résultat final est le meilleur absolu qu'il peut l'être.

REDONNER

La photographie est la passion de Jonathon et il croit fermement au partage de l'information. Par suite, Jonathon a été un instructeur à temps partiel au collège Algonquin dans la photographie et les programmes de conception graphique et aujourd'hui il enseigne trois cours à l'École des arts photographiques à Ottawa.